MON P'TIT CAHIER

MA GROSSESSE AU NATUREL

VÉRONIQUE DEILLER

ILLUSTRATIONS
ISABELLE MAROGER
DJOINA AMRANI

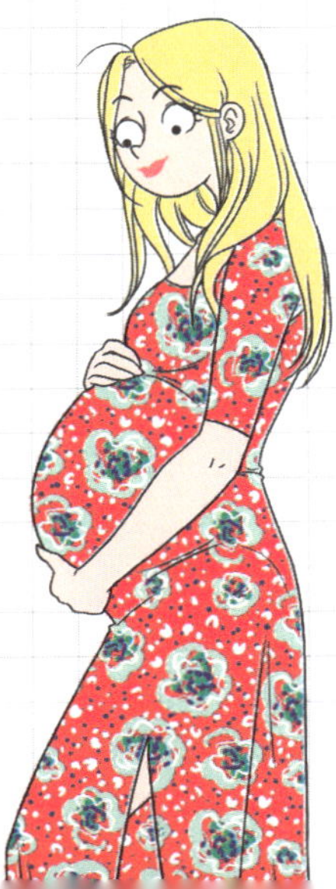

SOLAR
EDITIONS

SOMMAIRE

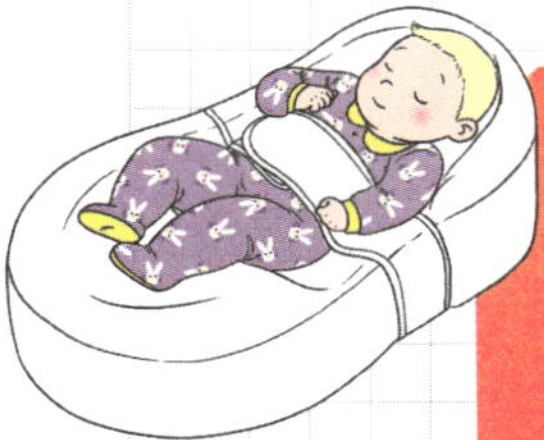

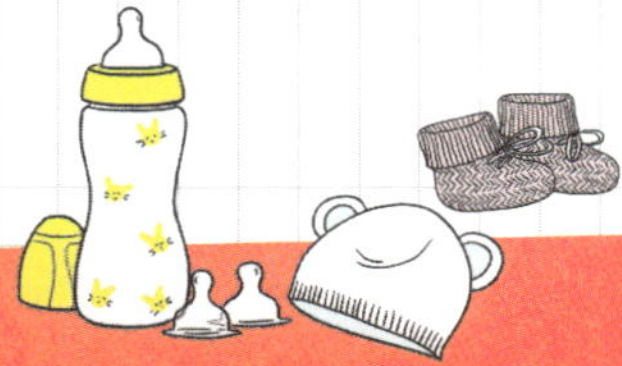

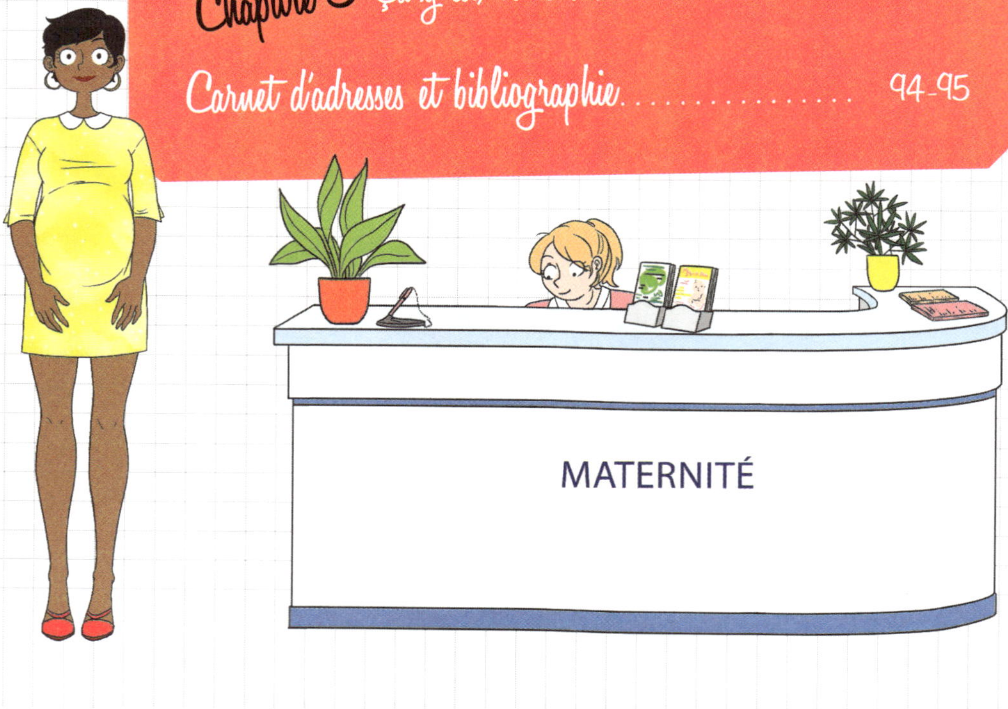

Introduction

Félicitations, vous êtes enceinte ! Vous voilà embarquée dans une merveilleuse aventure pleine de petits bonheurs et de grandes décisions ! Car, comme le dirait avec sagesse le grand philosophe oncle Ben (oui, oui, celui de Spiderman) : « Avec de grands pouvoirs viennent de grandes responsabilités. » Et vous avez un ÉNORME pouvoir : donner la vie ! En contrepartie, vous avez une tout aussi grande responsabilité : faire les bons arbitrages pour que vous viviez tous heureux et en pleine santé… dès votre grossesse ! D'ailleurs, vous êtes-vous déjà demandé comment vous vouliez vivre ces quelques semaines si particulières ?

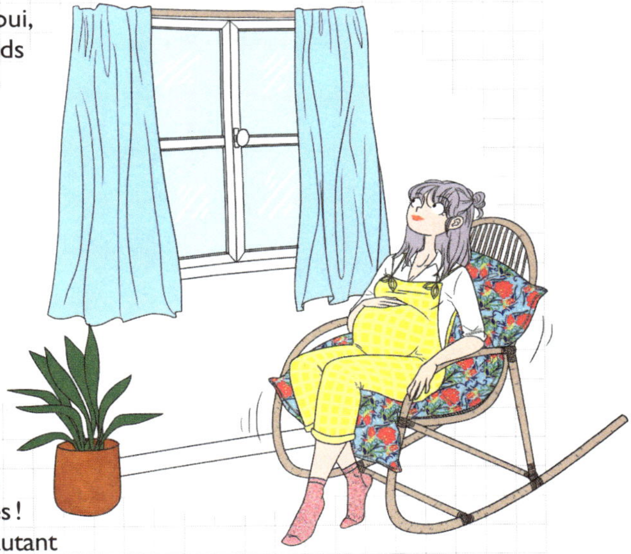

Si vous deviez vous baser sur les grands titres des magazines féminins et les hashtags en vogue, vous crieriez déjà « Grossesse : oui à la physiologie ! » et #Nonauxviolencesobstétricales ! Et vous auriez raison ! Pourquoi médicaliser autant la grossesse alors que vos praticiens vous répètent sans cesse : « Vous n'êtes pas malade, madame, vous êtes seulement enceinte » ? Et pourquoi ne pas tenter de profiter de ce nouveau départ pour repartir sur des bases plus saines ?
Ce serait trop simple ! Car, derrière cette merveilleuse idée de la grossesse (et la parentalité) au naturel se cachent mille et une façons de vivre qui ne correspondent pas forcément à qui vous êtes vraiment. Tapez « accouchement au naturel » dans le moteur de recherche de YouTube, et vous vous en rendrez vite compte : donner la vie chez vous, dans une piscine qui ressemble un peu trop au joujou préféré de votre aîné (les imprimés *Reine des Neiges* ou *Cars* en moins), ce n'est pas votre truc !

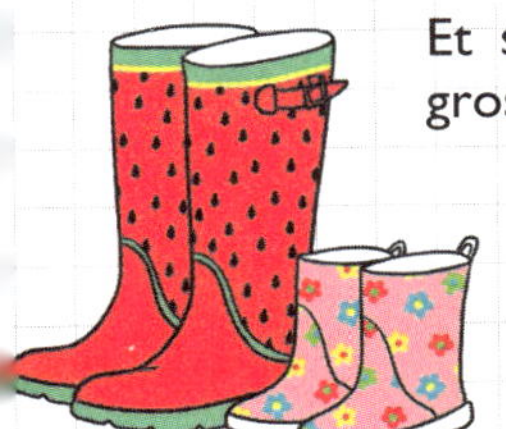

Et si, loin de ces pratiques un peu singulières, vous inventiez votre propre grossesse au naturel ? C'est tout l'objectif de ce cahier : vous permettre de connaître ce qui peut vous accompagner vers la naissance la moins médicalisée possible en termes de prévention, de suivi de grossesse, de médecines complémentaires et traditionnelles, de pratiques énergétiques et paramédicales. Vous pourrez piocher, dans toutes ces options, ce qu'il vous faut pour vivre une grossesse qui vous ressemble… naturelle, en somme !

Test : quelle future maman bio êtes-vous ?

Certes, vous aimeriez que votre grossesse se décline au naturel, mais vous souhaiteriez aussi qu'elle vous ressemble ! Et s'il suffisait pour cela de répondre à ces quelques questions ?

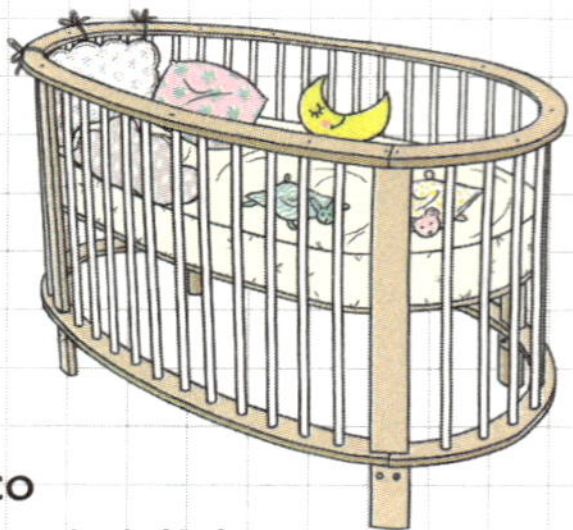

Pendant vos « essais bébé », vous avez été plutôt...

- Occupée à feuilleter les magazines de déco « spécial chambres de bébé ».
- Zen : vous étiez confiante.
- Connectée sur différents groupes privés pour trouver des réponses à vos questions.

Si chacun est écolo à sa façon, vous vous engagez plutôt...

- En soutenant des causes qui vous semblent importantes.
- Au quotidien, par des petits gestes (vous recyclez, vous évitez le gaspillage).
- Par votre philosophie : un esprit sain dans un corps et un environnement sains !

Vous avez annoncé votre grossesse...

- Avec une attention personnalisée pour chacun.
- En fanfare et à tout le monde en même temps.
- Le plus tard possible.

Pour vous équiper pour l'arrivée de votre bébé, vous comptez bien...

- Limiter vos achats au maximum.
- Faire un maximum de récup !
- Vous renseigner sur les dernières innovations écoresponsables.

Généralement, vous trouvez qu'en matière de santé...

- Nous ne sommes pas assez curieux : il existe tant d'alternatives à la médecine classique !
- Nous sommes en retard : il y a de nombreux exemples que l'on pourrait suivre.
- Nous manquons de bon sens et de simplicité.

Vous attendez votre congé maternité avec impatience pour...

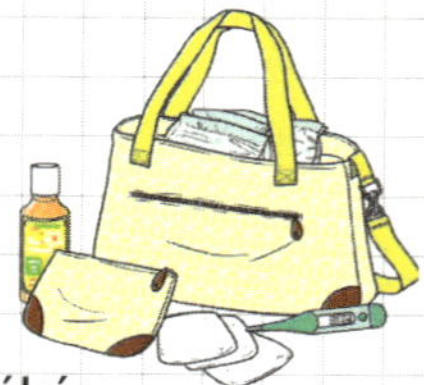

- Profiter de vos dernières semaines de liberté.
- Avancer dans les préparatifs.
- Vous recentrer sur votre bébé.

Si vous pouviez décrire votre grossesse en un hashtag, ce serait...

- #creativemom
- #grossessezen
- #babybumpselfie

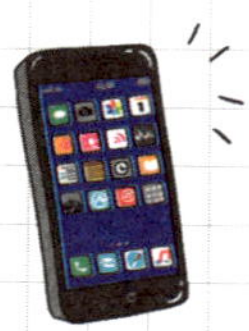

Être enceinte, c'est aussi prendre un nouveau départ. Pour le vôtre, vous aimeriez...

- ☼ Être plus fidèle à qui vous êtes vraiment.
- 🍃 Vous rendre (encore) plus utile.
- ✩ Revenir à l'essentiel.

Faites les comptes !

🍃	✩	☼

Vous avez une majorité de 🍃 : *votre grossesse sera « bio-it-yourself »*

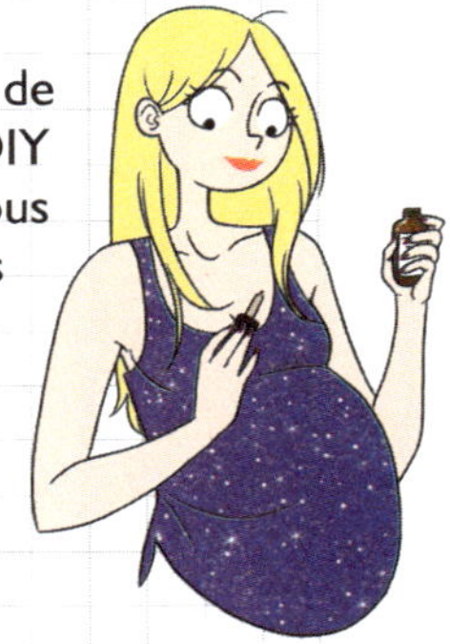

Qu'il s'agisse de petits plats, de déco ou de loisirs, tout le monde autour de vous s'accorde à le dire : vous êtes douée de vos mains ! Créative, fan de DIY (*do it yourself*, « fais-le toi-même avec tes petites mains » pour les novices), vous aimez créer... et ça tombe bien ! Vous allez donner naissance, dans quelques semaines, à votre chef-d'œuvre.

En attendant, votre grossesse vous donnera mille et une occasions de tester votre patte créative tout en adoptant quelques réflexes bio et sains ! Préparer vos soins (et ceux de votre bébé) pour vous prémunir des substances toxiques, plonger dans vos livres de recettes pour éviter les interdits tout en vous faisant plaisir... Vous allez vous régaler !

Vous avez une majorité de ✩ : *votre grossesse sera physio et zen*

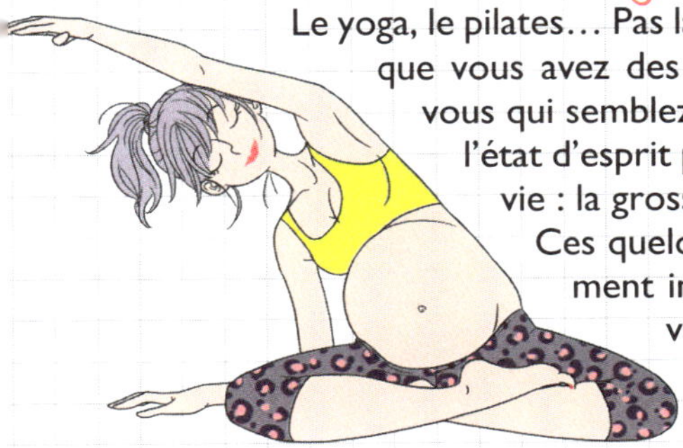

Le yoga, le pilates... Pas la peine de vous les présenter, vous connaissez ! Il est vrai que vous avez des affinités particulières avec les disciplines énergétiques, vous qui semblez, au quotidien, si zen et apaisée ! Cela tombe bien, c'est l'état d'esprit parfait pour commencer une nouvelle aventure pleine de vie : la grossesse.

Ces quelques mois seront idéals pour poursuivre votre cheminement intérieur et faire de jolies découvertes. Profitez-en pour vous initier à la sophrologie, à l'hypnose ou à l'haptonomie ! Tentez de vous soigner avec l'acupuncture ou l'homéopathie... Rien de tel pour vivre une grossesse aussi sereine que possible !

Vous avez une majorité de ☼ : *votre grossesse sera naturellement partagée !*

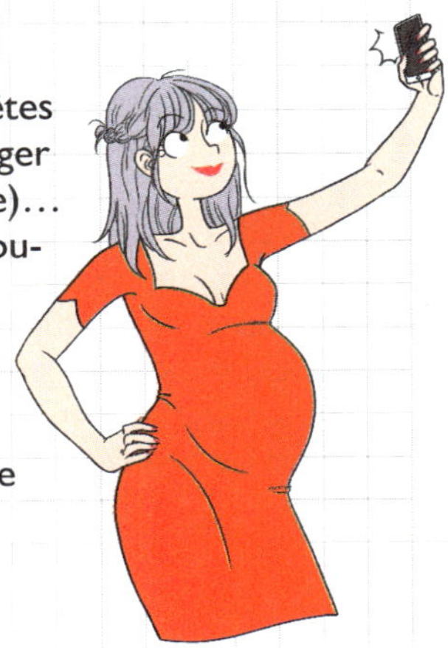

Non, vous n'êtes pas une ayatollah du bio... En revanche, vous êtes curieuse, ultra-connectée, vous aimez tester des nouveautés et partager votre expérience avec vos amis (au sens très, très large du terme)... Et cela tombe bien : avec la grossesse, c'est tout un univers de découvertes, de snaps et de posts qui s'offre à vous !

Devenir une #yogamom, adopter une #viesaine, vous lancer des #défis en tentant le massage du périnée ou l'accouchement sans péri... Vous pourrez profiter pleinement de votre grossesse au naturel et le faire savoir à tout le monde ! Après tout, une si belle expérience, ça ne se garde pas pour soi !

Chapitre 1

Mon (futur) bébé

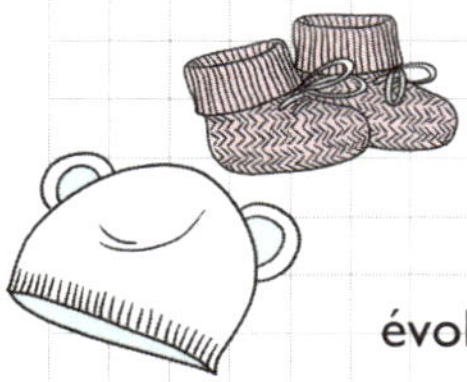

En quelques mois, votre bébé va franchir des étapes impressionnantes que vous aurez sûrement envie d'afficher avec un #fierté (ou un #babybump, ou un #futuremaman, parce que, après tout, on n'en met jamais assez) ! Le hic : constater par vous-même tous les trois mois les prouesses de votre petit génie face à un échographiste qui n'a pas forcément envie de papoter, cela ne suffit pas ! D'où l'intérêt de suivre, mois par mois, son évolution, ses sensations et même ses gesticulations. C'est parti !

Mon bébé mois par mois

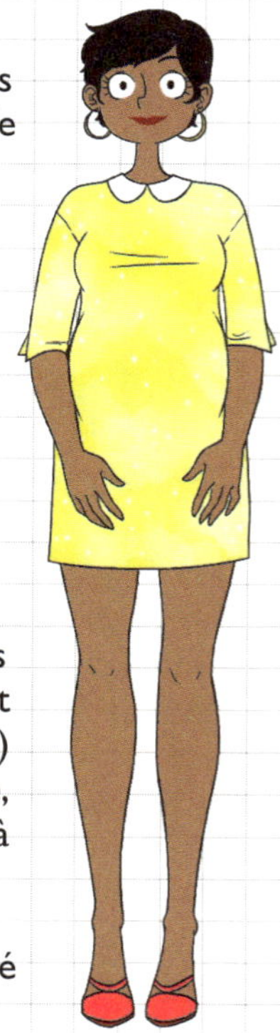

Certes, vous l'aimez déjà inconditionnellement, mais cela ne vous empêche pas de vous demander à quoi votre petit occupant passe ses journées. Zoom sur le développement intra-utérin comme si vous y étiez (encore plus) !

1 mois : bien plus qu'un oeuf !

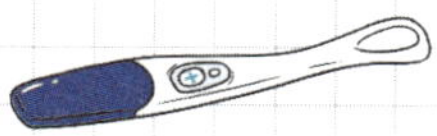

Vous êtes enceinte de 1 mois, entre 0 et 6 semaines d'aménorrhées (SA)

Qu'est-ce qui se passe là-dedans ? Au cours de ses premières semaines, votre futur bébé abat déjà un travail de titan. La preuve : le zygote, cellule unique née de la rencontre entre l'ovocyte et le spermatozoïde, commence sa division dans les heures suivant la fécondation. Ainsi, à 3 SA, l'embryon est composé d'une dizaine de cellules seulement. Une semaine plus tard, elles sont près de 150 ! De plus en plus nombreuses, ces cellules vont ensuite se différencier afin de constituer les organes. En parallèle, votre (ultra) mini champion migre de la trompe de Fallope vers l'utérus, où il s'installe, 7 jours après le câlin gagnant. Vers 5 SA, il a déjà une tête et une queue et, à 6 SA, ses organes commencent à se dessiner.

Ses mensurations (parfaites) : entre 0,1 et 5 mm !

Le temps fort du mois : à la fin du premier mois, le cœur de votre bébé bat déjà !

2 mois et des organes en veux-tu, en voilà !

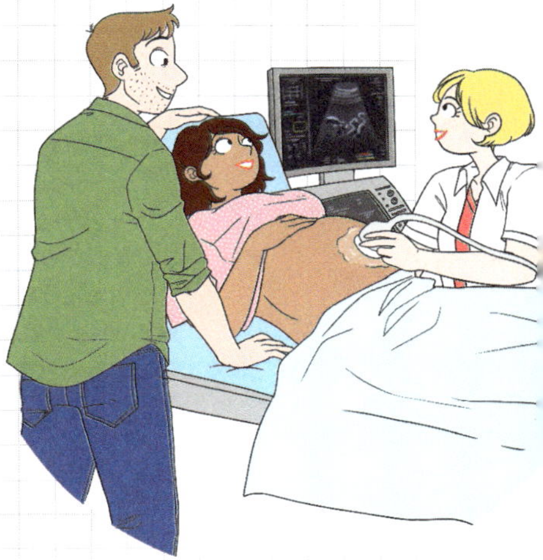

Vous êtes enceinte de 2 mois, entre 7 et 10 SA

Qu'est-ce qui se passe là-dedans ? Au cours de ce 2e mois, tous les organes de votre bébé font leur apparition. Dès 7 SA, son cerveau, ses yeux et ses oreilles sont déjà en formation. Vers 8 SA, ses bras et ses jambes s'allongent, ses os apparaissent, sa musculature se précise, etc. Il a même des petits sillons au niveau des orteils ! À ce stade de votre grossesse, son cœur abrite aussi déjà quatre cavités, son appareil digestif est au taquet (ou presque), son système nerveux et sa moelle épinière sont structurés ! En un mot : il ne chôme pas !

Ses mensurations (parfaites) : entre 5 mm et 3 cm.

L'anecdote sympa : à 10 SA, le fœtus a déjà une langue !

3 mois : il vous ressemble déjà !

Vous êtes enceinte de 3 mois, entre 11 et 15 SA

Qu'est-ce qui se passe là-dedans ? En ce 3e mois, votre petit-bout est déjà archi-chou… et doué ! Son visage se précise : ses yeux sont plus rapprochés, sa bouche plus petite et ses paupières présentes mais soudées. Deux fentes apparaissent aussi sur les côtés de sa tête : ce sont ses futures oreilles. Vers 12 SA, son foie fabrique les cellules du sang, les bourgeons de ses dents sont là et son pancréas se forme. À partir de 14 SA, ses organes génitaux sont en place, tout comme ses reins (vers 15 SA). Et, prouesse non négligeable, il replie les doigts dans sa main, et il ouvre et ferme sa bouche.

Ses mensurations : 4,5 cm et 10 g à 11 SA ; 12 cm et 65 g à 15 SA.

Le temps fort du mois : à 12 SA, votre bébé bouge déjà… mais, évidemment, vous ne le sentez pas encore (voir p. 12).

4 mois : pipi, caca, ça commence !

Vous êtes enceinte de 4 mois, entre 16 et 19 SA

Qu'est-ce qui se passe là-dedans ? Votre bébé est au top ! Au début de ce 4e mois, son cerveau et sa moelle épinière sont déjà structurés, et ses poumons et ses reins se forment (17 SA). D'ailleurs, il fait déjà pipi dans le liquide amniotique ! Puis, à 19 SA, on devine dans son intestin en formation une substance noirâtre. C'est le méconium… le premier caca auquel vous aurez droit !

Ses mensurations : 3 cm et 110 g à 16 SA ; 19 cm et 200 g à 19 SA.

L'anecdote sympa : à 18 SA, sa peau se couvre de vernix caseosa, une substance blanche riche en graisse destinée à le protéger dans son bain utérin.

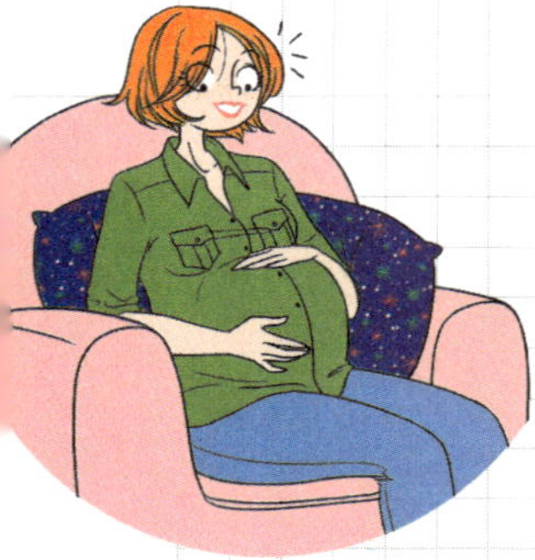

5 mois : groovy baby !

Vous êtes enceinte de 5 mois, entre 20 et 24 SA

Qu'est-ce qui se passe là-dedans ? Votre petit sportif se trémousse de plus en plus grâce à son système nerveux, plus mûr, et à ses muscles, déjà bien costauds. Il donne des coups, se balade d'un côté à l'autre de votre utérus. Il est aussi capable de bâiller et de jouer avec ses pieds et le cordon ombilical. C'est la fête !

Ses mensurations : 20 cm et 250 g à 20 SA ; 26 cm et 500 g à 24 SA.

Le temps fort du mois : à 22 SA, il entend votre voix !

6 mois : il y voit presque plus clair !

Vous êtes enceinte de 6 mois, entre 25 et 28 SA

Qu'est-ce qui se passe là-dedans ? Ce mois-ci, les dents de lait de votre bébé apparaissent dans sa mâchoire (25 SA), ses alvéoles pulmonaires se forment et se remplissent de liquide amniotique (26 SA), il ouvre les yeux, est sensible au toucher, et son cerveau continue de se développer. D'ailleurs, il a acquis son nombre total définitif de neurones à 6 mois ! Un vrai petit génie !

Ses mensurations : 28 cm et 600 g à 25 SA ; 31 cm et 900 g à 28 SA.

L'anecdote sympa : à 6 mois de grossesse, votre bébé effectue entre 40 et 120 mouvements par heure !

7 mois : l'éveil des sens

Vous êtes enceinte de 7 mois, entre 29 et 32 SA

Qu'est-ce qui se passe là-dedans ? Déjà très réceptif aux caresses, votre tout-petit découvre aussi le goût en avalant du liquide amniotique ! Il devient également beaucoup plus réactif aux bruits supérieurs à 60 décibels (musique, voix…). C'est le moment de lui parler ! Autre bonne nouvelle : désormais, ses organes vitaux (reins, estomac, intestins) fonctionnent !

Ses mensurations : 32 cm et 1 kg à 29 SA ; 38 cm et 1,5 kg à 32 SA.

L'anecdote sympa : il partage déjà vos grandes émotions grâce à l'adrénaline que vous sécrétez !

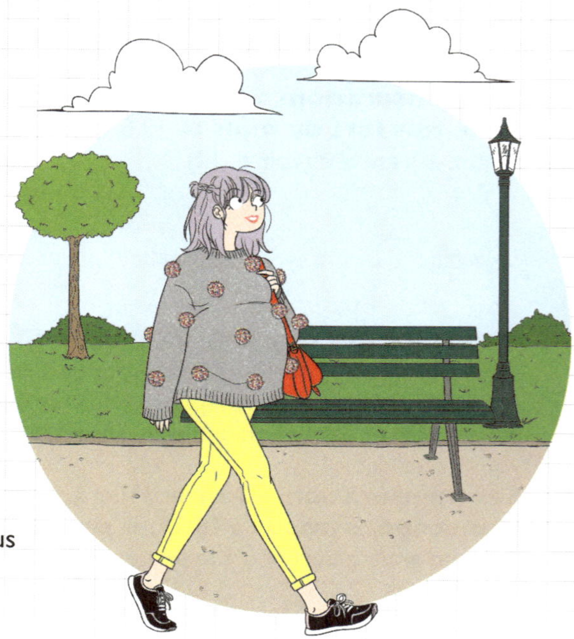

8 mois : soufflez, ses poumons sont développés !

Vous êtes enceinte de 8 mois, entre 33 et 36 SA

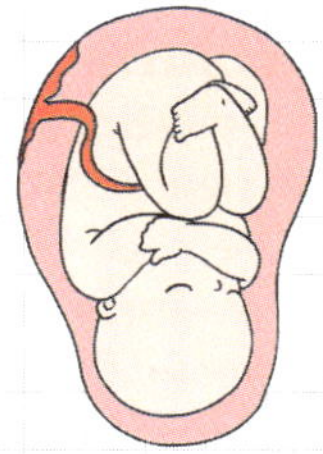

Qu'est-ce qui se passe là-dedans ? La principale mission de votre bambin en ce 8e mois est de grandir et de grossir en restant tranquille dans son cocon… un peu comme vous en hiver ! Il franchit aussi un cap important. Dès 34 SA, il produit du surfactant, une substance qui maintiendra ses alvéoles pulmonaires ouvertes après sa première inspiration, et qui lui permettra donc de respirer à l'air libre !

Ses mensurations : 40 cm et 1,7 kg à 33 SA ; 43 cm et 2,3 kg à 36 SA.

Le temps fort du mois : il devrait pouvoir se retourner jusqu'à environ 35 SA.

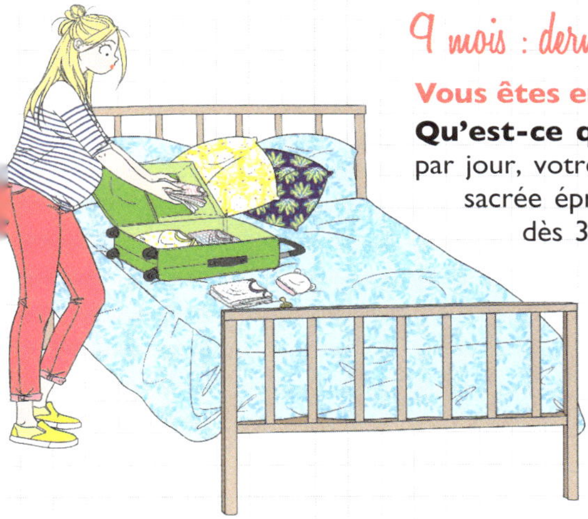

9 mois : dernière ligne droite !

Vous êtes enceinte de 9 mois, entre 37 et 40 ou 41 SA

Qu'est-ce qui se passe là-dedans ? En prenant 20 à 25 g par jour, votre bébé prend des forces pour l'accouchement. Une sacrée épreuve pour lui aussi ! Et s'il peut naître sans soucis dès 38 SA, il continue de développer son cerveau et ses poumons jusqu'à la naissance… d'où l'intérêt de rester bien au chaud !

Ses mensurations : 45 cm et 2,4 kg à 20 SA ; 50 cm et 3,2 kg à 40 SA.

Le temps fort du mois : à 38 SA, il peut naître sans inconvénient !

Que ressent mon bébé dans mon ventre ?

Certes, il se rappelle à vous aussi régulièrement qu'une pub pop-up sans Adblock, mais vous avez bien du mal à interpréter ses pokes intempestifs. Réagit-il à vos mots doux, à votre goûter chocolaté ou à une caresse bien placée ? Quelques pistes pour décrypter votre petite énigme !

Je stresse, il stresse…

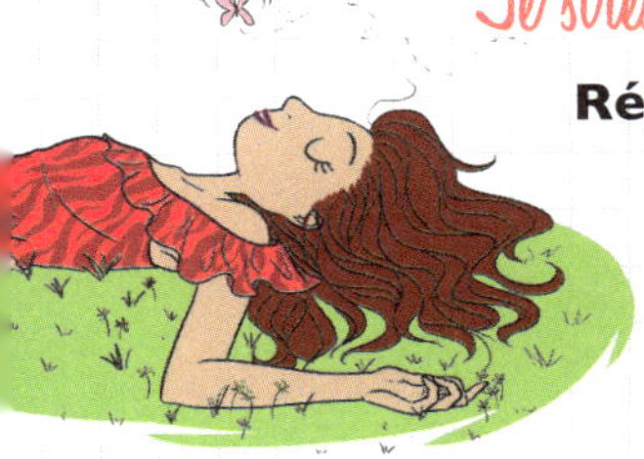

Réponse : on ne sait pas, mais…

Bien qu'on ne sache pas si le bébé ressent le stress in utero, il a été démontré que, quand votre rythme cardiaque augmente (ce qui est le cas en période de fort stress), le cœur de votre bébé bat plus vite aussi. En un mot : restez zen !

Il peut m'entendre dès le 3e mois de grossesse

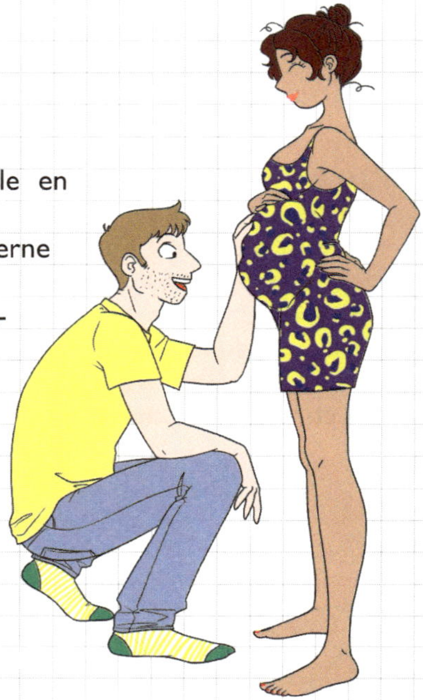

Réponse : non ! il est fort, mais tout de même…

Le développement de l'audition de votre bébé se déroule en plusieurs étapes :

- vers 10 SA (et donc 3 mois de grossesse), son oreille externe est formée ;
- vers 18 SA, son oreille moyenne, qui transforme les vibrations du son et protège l'oreille interne des bruits nuisibles, est constituée ;
- vers 18-20 SA, son oreille interne fonctionne.

C'est uniquement quand ces trois parties de l'oreille sont en place, ainsi que le nerf auditif et le cerveau, que l'audition de votre bébé est complètement opérationnelle, généralement vers 7 mois de grossesse (28 SA). À noter toutefois que, dès 22-23 SA, il perçoit les sons graves et très intenses.

Il est si réceptif aux sons qu'il saura reconnaître la voix de son papa à la naissance

Réponse : non, désolée papa !

Certes, votre petit chérubin entendra régulièrement les mots doux de son papa pendant son séjour in utero, mais la seule voix qu'il reconnaîtra vraiment à la naissance sera la vôtre. Et pour cause : avant même que son système auditif ne soit formé, votre voix lui parvient via vos tissus et vos os ! En revanche, le papa devra attendre les 4 mois de votre bébé pour qu'il daigne enfin l'identifier par son timbre ténébreux !

Il ne verra qu'à la naissance

Réponse : oui et non !

Il est certain que, dans votre ventre, votre petite taupe ne voit pas grand-chose. D'abord, parce qu'il grandit dans un environnement très sombre. Ensuite, parce que ses paupières sont closes jusqu'à 4 mois et demi et que, cette date passée, il les ouvrira finalement peu. Il faudra donc attendre 7 mois de grossesse pour que votre bébé réagisse aux forts écarts de luminosité. Une fois né, il ne distinguera pas beaucoup plus loin que 20-30 cm… juste la distance nécessaire pour voir l'essentiel : vous, et en tout premier lieu vos lèvres !

Il pourrait être critique au Guide Michelin

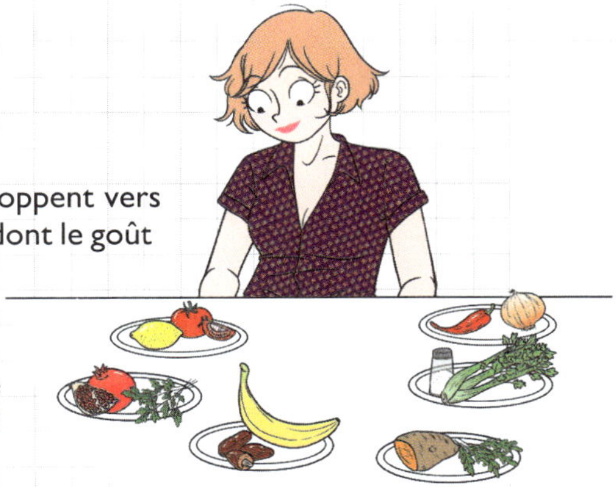

Réponse : non, quand même pas !

Les papilles gustatives de votre futur petit chef se développent vers le 4e mois de grossesse. En avalant le liquide amniotique, dont le goût varie en fonction de votre alimentation, il découvre ses premières saveurs. Il aurait même déjà un petit faible pour le sucré. En revanche, difficile de dire si, en variant les plaisirs dans votre assiette, vous ferez de votre bébé un fin gourmet. Dans le doute, proposez-lui de tout (choux de Bruxelles et navets compris) !

Il adore qu'on le tripote

Réponse : ouiiiii !

Le toucher est le premier sens que votre bébé développe. D'ailleurs, il commence même à en profiter sans vous en se frottant contre la paroi de l'utérus ou en attrapant le cordon ombilical. Mais il est également très réceptif, surtout au cours du 3e trimestre, à vos caresses bien appuyées.

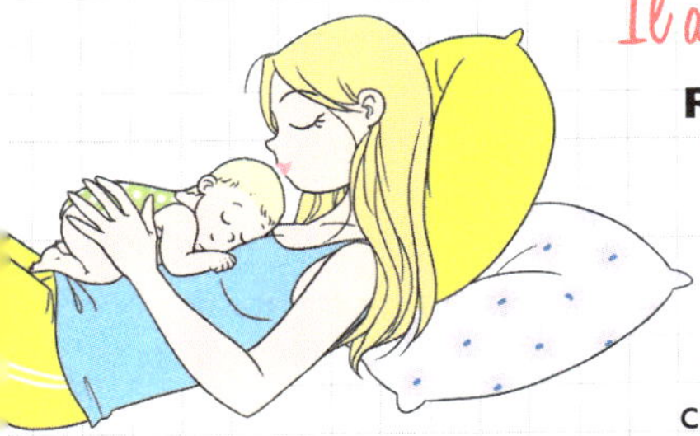

Il a déjà du nez

Réponse : oui, pour vous en tout cas !

On sait peu de choses sur l'olfaction des nouveau-nés, si ce n'est qu'ils reconnaissent aussi leur maman à l'odeur. Cela prouve bien que leur odorat est au moins en partie développé à la naissance. D'ailleurs, votre odeur est un véritable doudou : elle l'apaise, d'où l'intérêt de devenir adepte du peau-à-peau au cours de ses premières semaines !

Il peut être gêné quand on fait des câlins

Réponse : oh non !

Bien au chaud dans sa poche des eaux, votre bébé est protégé des chocs et des bruits extérieurs. Il ne sera donc pas dérangé par votre tapage nocturne ! Si vous n'avez pas de contre-indications aux rapports sexuels pendant votre grossesse, faites-vous plaisir !

Le calendrier des mouvements de mon bébé !

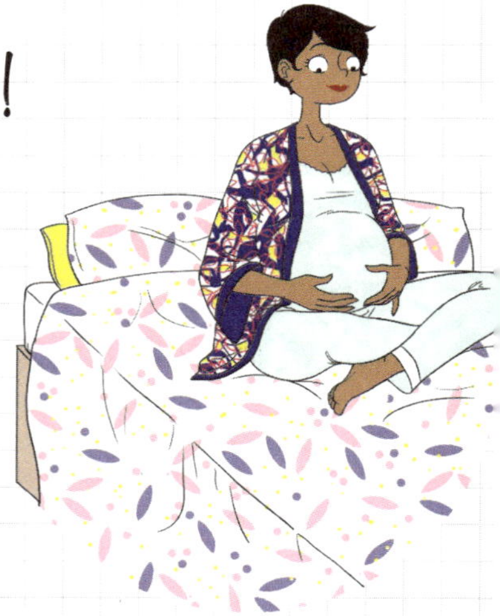

La phase d'échauffement

→ **À 7 SA**, ses mouvements sont encore de simples vibrations au niveau de « ses pôles » : pas de quoi vous faire trembler !

→ **À 8 SA**, il alterne de longues périodes d'inactivité et des mouvements d'ondulation. En un mot : il n'est pas encore un pro du cardio !

→ **À 9 SA**, ses mouvements sont plutôt de l'ordre de la convulsion (mais tout va bien, rassurez-vous !).

Les choses sérieuses commencent...

→ **À 10-12 SA**, votre petit nageur commence à se déplacer, les jambes souvent à demi fléchies, dans sa piscine privée (votre utérus). Et comme il a plus d'un tour dans son sac (gestationnel), votre futur Camille Lacour fait des mouvements très importants de tout le corps, a des épisodes de hoquet et donne des coups de pied qui lui permettent de se balader !

→ **À 14 SA**, il fléchit et tend les genoux et les coudes, ouvre et ferme les mains, et peut même sucer son pouce. Des mouvements essentiels pour votre champion de la coordination : il forme ainsi ses articulations !

Des sensations canon !

Entre 18 et 22 SA, le moment tant attendu est enfin arrivé : vous devriez le sentir bouger ! Si vous n'en êtes pas à votre première saison (de grossesse), vous devriez même partager sa mise en jambes plus tôt, votre utérus étant plus sensible ! C'est aussi à ce stade que votre mini-vous respire et déglutit simultanément, explore son corps avec ses mains et bouge les yeux rapidement ! Puis il enchaîne avec des mouvements des doigts, des paupières et de la bouche. Bref, il n'arrête pas (ou presque, voir encadré ci-dessous).

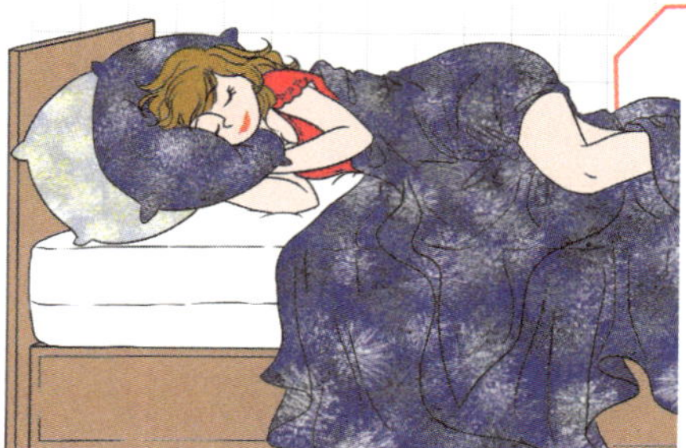

Dis, tu dors ?

Certes, votre bébé alterne phases de sommeil et phases d'activité très tôt, mais c'est vers 22 SA qu'il adopte un rythme similaire à celui qu'il aura à la naissance, avec des cycles de sommeil de 50-60 minutes environ. Puis, vers 29 SA, il commence à avoir un sommeil tour à tour calme et agité. Ces phases différenciées de sommeil, d'abord un brin chaotiques, alternent régulièrement à partir de 37 SA. Par ailleurs, son rythme de sommeil est complètement indépendant du vôtre. Résultat : non seulement il dormira quand il le voudra (que vous soyez couchée ou pas), mais il y a fort à parier que vous ressentiez plus ses mouvements au moment de vous mettre au lit, période de la journée à laquelle vous êtes vous-même plus calme et disposée à lui accorder votre attention !

Il écoute enfin son coach !

→ **Dès 24 SA**, votre bébé répond à certains stimuli. Il commence par tourner la tête quand vous caressez votre ventre ou exercez des petits mouvements de pression (ou tout autre stimulus mécanique).

→ Puis, **entre 26 et 27 SA**, il tressaille ou tourne la tête en entendant certains sons, comme des voix très proches, etc.

Après l'effort, pas de réconfort (pour vous) !

→ **À partir du 3e trimestre**, votre petit sumo prend plus de place dans votre ventre… et en a donc moins pour bouger. Il continue pourtant à s'étirer, à bouger ses bras et ses jambes de manière isolée, voire à se retourner… et ce jusqu'à 37 SA.

→ Si, à ce stade, votre bébé n'a pas la tête en bas, le praticien diagnostiquera alors un siège (voir p. 83). C'est aussi durant cette période que les mouvements du bébé peuvent être les plus inconfortables, voire douloureux, pour vous. Vous êtes nostalgique en fin de grossesse ? S'il y a une chose que vous ne regretterez pas, c'est bien ses coups de pied dans le foie !

Au secours, je ne sens plus mon bébé bouger !
Si votre petit acrobate ne vous semble pas aussi dégourdi que d'habitude, restez zen. Peut-être avez-vous simplement été moins attentive à ses mouvements pendant quelque temps. Pour vérifier qu'il est toujours dans les starting-blocks, deux méthodes :

- Tentez de le stimuler avec vos techniques habituelles : un bon bain, un massage, un carré de chocolat… S'il apprécie, il vous le fera savoir.
- Vous avez déjà entamé votre 3e trimestre ? Allongez-vous sur le côté gauche pendant 2 heures et comptez le nombre de mouvements que vous ressentez. S'il vous piétine plus de six fois, il est au top !

Dans tous les cas, si vous vous inquiétez, direction la maternité. Un professionnel de santé pourra vous rassurer !

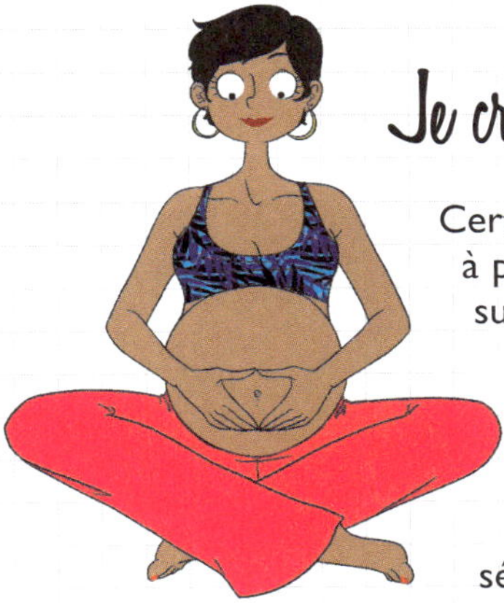

Je crée du lien avec mon bébé

Certes, il est encore bien petit, mais votre coéquipier est déjà tout disposé à partager votre quotidien. En attestent quatre mamans qui reviennent sur leur expérience de team-building utérine !

Je le caresse dans le sens du poil !

« J'ai commencé l'haptonomie juste avant mon 4e mois de grossesse, séduite par l'idée qu'on pouvait entrer en contact avec notre bébé par le toucher… Mon homme, lui, était plus dubitatif. Mais quand l'haptothérapeute lui a montré comment placer ses mains sur mon ventre pour que notre bébé vienne "faire un câlin" et qu'il l'a senti bouger pour la première fois, il s'est vite converti ! Au fil des séances, nous avons vraiment senti notre relation évoluer. C'était magique ! » **Nelly, 35 ans**

Je joue à son rythme !

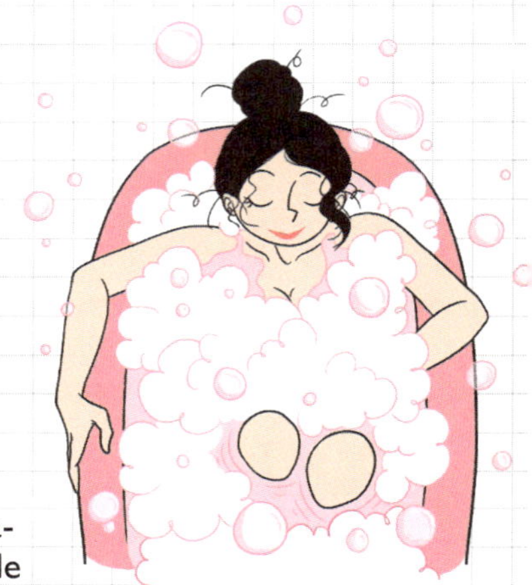

« Vers 6 mois, j'ai remarqué que mon fils bougeait toujours aux mêmes heures et qu'il était très réactif à certaines de mes habitudes. J'ai donc mis en place un rituel du soir pour nous deux : je dînais, prenais un long bain, massais mon ventre et mangeais un carré de chocolat avant de me coucher. Et, à chaque étape, Léo me faisait sentir son approbation ! » **Lola, 27 ans**

Je lui susurre des mots doux (ou non) !

« Dès le début de ma grossesse, j'ai pris l'habitude de tout partager avec mon bébé : mes bonheurs, mes soucis, mes moments de doute… Au départ, cela m'a surtout rassuré sur le bon déroulement de ma grossesse. Si je lui parlais, c'est qu'il était là ! Puis, quand il a commencé à bouger, j'ai eu l'impression qu'il était vraiment "en demande" de mes mots. Je n'ai jamais cessé… D'ailleurs, je l'ai même encouragé pendant l'accouchement ! » **Sandy, 30 ans**

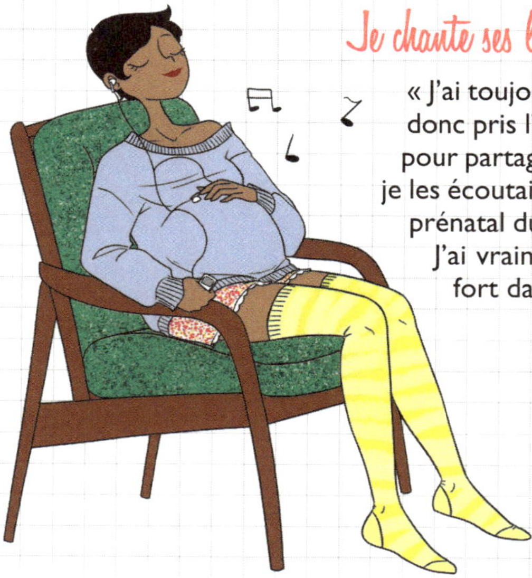

Je chante ses louanges !

« J'ai toujours été musicienne. Pendant ma grossesse, j'ai donc pris l'habitude de placer un casque sur mon ventre pour partager les grands classiques avec mon bébé quand je les écoutais. Je me suis aussi inscrite à un cours de chant prénatal durant lequel ma fille gesticulait inlassablement. J'ai vraiment senti qu'on partageait quelque chose de fort dans ce cocon musical ! » **Mylène, 28 ans**

Chapitre 2

Ma santé

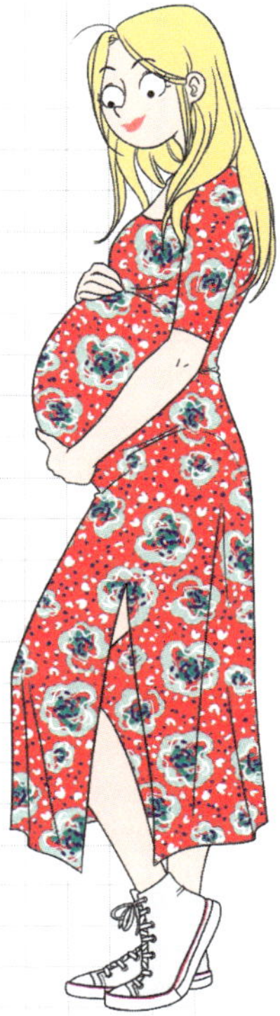

Malade, vous ? Jamais ! D'ailleurs, si vous aviez autant de followers que d'anticorps, vous auriez cassé Internet bien avant les autres starlettes. Mais voilà, maintenant que vous êtes enceinte, votre système immunitaire a changé et vous commencez à déchanter, d'autant que vos bons vieux traitements ne sont plus (vraiment) adaptés ! Ajoutez à cela tous ces nouveaux risques (toxoplasmose, listériose, perturbateurs endocriniens…) qu'il faut éviter, et vous voilà à deux doigts de paniquer. Restez zen : comme toutes les mamans, vous allez y arriver !

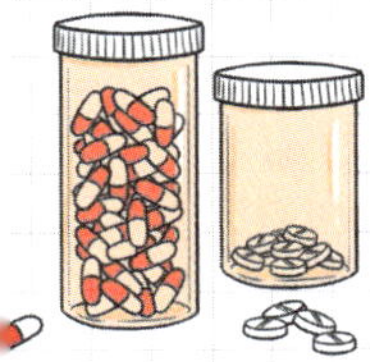

Aux petites maladies les bons remèdes naturels

Adieu Ferhume, Dolifed et toutes les autres recettes miracles que vous sortiez de votre sac un soir de nez bouché ! Il va falloir apprendre à vous soigner autrement, et c'est tant mieux !

Mon système immunitaire a disparu !

Normal… Avec la grossesse, le système immunitaire fait profil bas pour permettre à votre corps d'accueillir son petit invité. Résultat : le moindre virus qui passe est pour vous !

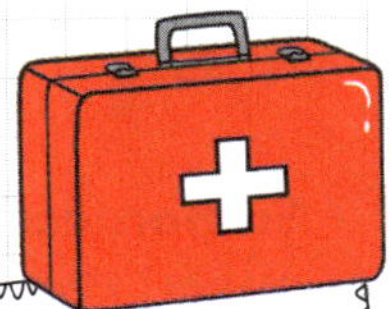

Aïe, une épidémie de grippe !
Si vous accouchez en hiver, votre médecin pourra vous recommander de faire le vaccin contre la grippe saisonnière afin de vous éviter des complications respiratoires et de protéger votre bébé. Une autre piste possible est l'homéopathie : alternez, un dimanche sur deux d'octobre à mars, une dose de Sérum de Yersin 9 ch et une dose d'Influenzinum 9 ch.

Dans votre boîte à pharmacie…

- Oui au paracétamol en cas de douleurs ou de fièvre (voir encadré p. 16).

Les alternatives au naturel

→ **En homéo :** une cure de Thymuline 9 ch, 3 granules le matin dès le début de l'hiver.

→ **En phyto :** 2 comprimés d'échinacée tous les matins ou une tisane à base de fleurs de camomille matricaire, de feuilles de plantain et de mauve, en prévention des infections.

→ **En acupuncture :** la stimulation de certains points peut renforcer vos défenses. Parlez-en avec votre praticien.

J'ai tout le temps mal à la gorge et le nez qui coule !

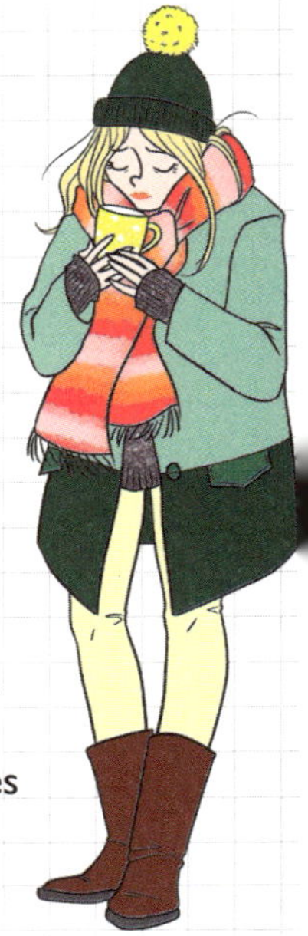

Normal... Non seulement vous êtes particulièrement sensibles aux virus (rhino-pharyngite, angine, etc.), mais, sous l'effet de l'imprégnation hormonale, une augmentation de la production de cérumen, cette « cire » jaunâtre sécrétée par le conduit auditif externe, peut favoriser les otites. À noter : certaines infections hivernales (angines, otites) peuvent nécessiter un traitement antibiotique. Passage obligé chez le généraliste !

Dans votre boîte à pharmacie...

- Non aux pulvérisations nasales usuelles, qui contiennent souvent des vasoconstricteurs (interdits). Quant aux sprays à l'eau de mer, ils peuvent être irritants s'ils ne sont pas isotoniques. Demandez conseil à votre praticien !
- Non aux antiseptiques locaux et aux pastilles pour la gorge, souvent contre-indiqués ! L'alternative : la propolis en gommes.
- Non aux traitements d'automédication contre le rhume et les symptômes grippaux : ils vous sont interdits !
- Oui au sérum physiologique pour des lavages réguliers du nez et à certains traitements locaux usuels des otites, type Otipax©, sur les conseils de votre médecin.

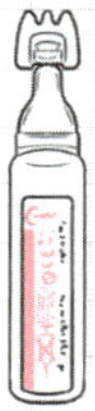

Je me soigne, oui, mais pas n'importe comment !
Attention, pas d'automédication pendant la grossesse ! Tout médicament, qu'il soit allopathique, homéo ou phyto, doit être validé par un professionnel de santé. Votre seul geste autorisé (avec grande précaution) : prendre 2 ou 3 comprimés de 500 mg de paracétamol par jour en cas de douleurs ou de fièvre. Et si vous souhaitez vérifier la compatibilité d'une molécule avec votre grossesse, rendez-vous sur le site du Centre de référence sur les agents tératogènes : www.lecrat.fr.

Les alternatives au naturel

→ En homéo

- ALLIUM CEPA 5 à 9 CH, 3 granules 3 fois par jour en cas de rhume avec fort écoulement et éternuements.
- CAPSICUM 5 CH ou PYROGENIUM et BELLADONNA 5 CH contre les otites, en fonction des symptômes.

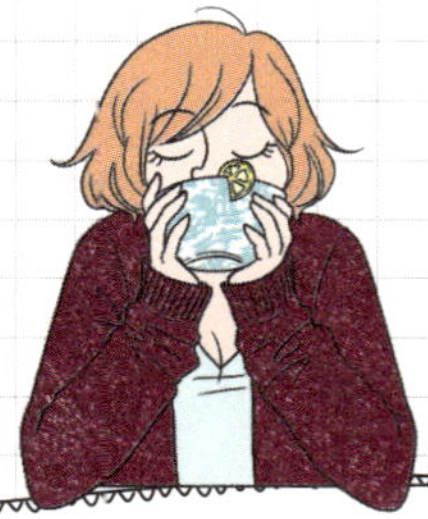

→ En phyto

- Une tisane à base de feuilles de thym et de rondelles de citron, des inhalations de fleurs de camomille romaine et de menthe poivrée en cas de rhinite, à espacer d'une prise homéopathique.
- Une tisane à base de feuilles de plantain, de ronces et de fleurs de bouillon-blanc. En gargarisme (même préparation sans avaler, un mélange de feuilles de noyer, de ronce et de mauve en cas d'angine.

Tisanes : mode d'emploi
Pour vos infusions phyto, commencez par rincer abondamment les plantes à l'eau froide, puis incorporez toujours 3 c. à. s dans 1 litre d'eau bouillante, laissez infuser quelques minutes et le tour est joué !

Je multiplie les infections

Normal… Les infections gynécologiques et urinaires, type mycose, cystite ou vaginose, sont plus fréquentes pendant la grossesse à cause de l'équilibre hormonal et bactériologique vaginal qui évolue. Pfff ! Et attention : ces petits soucis « intimes » sont à prendre très au sérieux car ils peuvent être à l'origine de certaines complications. Dès les premiers signes d'infection, il est donc essentiel de CONSULTER !

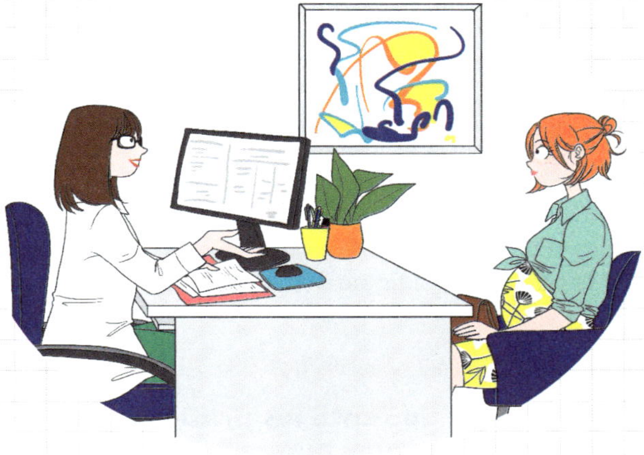

Dans votre armoire à pharmacie…

- Oui au savon surgras (ou à l'huile lavante réparatrice des labos Gabriel Couzian), à utiliser matin et soir plutôt que votre savon habituel !
- Oui à certains ovules et crèmes contre les mycoses que vous utilisiez avant la grossesse, mais seulement avec l'accord de votre médecin et à condition d'avoir fait un prélèvement bactériologique au labo.

Les alternatives au naturel

→ Pour apaiser les douleurs localisées (notamment après un rapport sexuel), appliquez de l'huile de millepertuis (macération des fleurs dans de l'huile d'olive) en externe et en interne. En cas de démangeaisons, mélangez 4 gouttes d'huile essentielle de lavande officinale avec 1 c. à s. d'huile de millepertuis et appliquez sur la zone plusieurs fois par jour.

→ Si vous êtes sujette aux cystites, réalisez une cure préventive de canneberges ou de myrtilles par voie orale. L'alternative : les boire en jus (pur ou dilué) ! Attention : en cas de soupçon de cystite, rendez-vous chez le médecin, qui pourra vous prescrire des antibiotiques !

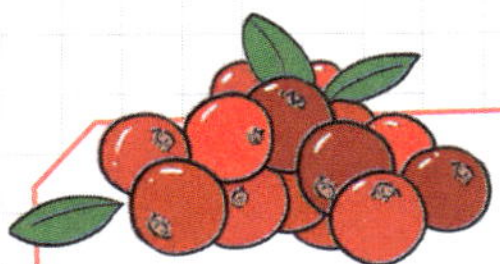

LA MAISON des MATERNELLES

Huiles essentielles (HE) : les conseils d'Anna Roy, sage-femme de la Maison des Maternelles

N'utilisez que les huiles essentielles compatibles avec la grossesse. En cas de doute, demandez à votre praticien !
Ne les employez pas par voie orale ou en application cutanée directe (sauf indication expresse et jamais de manière continue).
Ne les diffusez jamais plus de 20 minutes 2 ou 3 fois par jour et lorsque vous n'êtes pas dans la pièce.

Objectif zéro tabac !

La grossesse est le moment idéal pour faire partir en fumée les mauvaises habitudes ! Fumer au quotidien, c'est exposer son bébé aux substances nocives de la cigarette, c'est entretenir l'addiction et c'est multiplier les risques de complications (mauvaise vascularisation du placenta, fausse couche, accouchement prématuré, hypertension, etc.). Sans compter que les bébés exposés au tabac pendant la grossesse sont plus susceptibles de développer de l'asthme ou des troubles ORL, et de devenir eux-mêmes fumeurs plus tard ! Votre objectif : en finir avec la cigarette à la fin du 3e mois (ou plus tôt) !

Je suis ouverte à toutes les nouvelles expériences

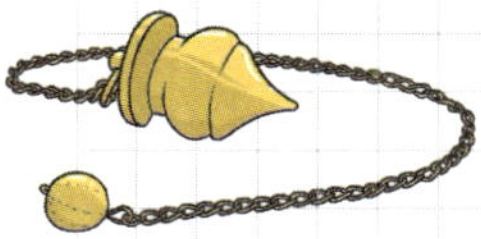

Je tente les pratiques énergétiques… voire plus !

Vous bâillez à l'idée de consulter un tabacologue ou d'appeler Tabac Info Service (3989, pour mémoire) ? Sachez qu'il existe des méthodes alternatives efficaces pour vous accompagner dans votre sevrage. Renseignez-vous auprès de votre sage-femme sur l'acupuncture, l'hypnose, l'EMDR ou encore la sophrologie.

Je suis une petite fleur

Je tente la phytothérapie

La valériane dégoûte du tabac et a des vertus apaisantes. Tentez d'en prendre 2 gélules 3 fois par jour jusqu'à ce que l'envie de fumer passe, sur les conseils de votre praticien, évidemment ! L'alternative : mélangez à parts égales dans un petit flacon de l'huile essentielle de camomille noble et de l'essence de citron. À respirer à chaque envie de fumer !

Je me soigne à petites doses !

Je tente l'homéopathie, et plus particulièrement…

- Nux vomica 9 ou 15 ch, 5 granules 1 ou 2 fois par jour si le sevrage est accompagné d'irritabilité et de constipation.
- Lobelia inflata 5 ch, 1 dose quand vous vous apprêtez à sortir votre paquet.

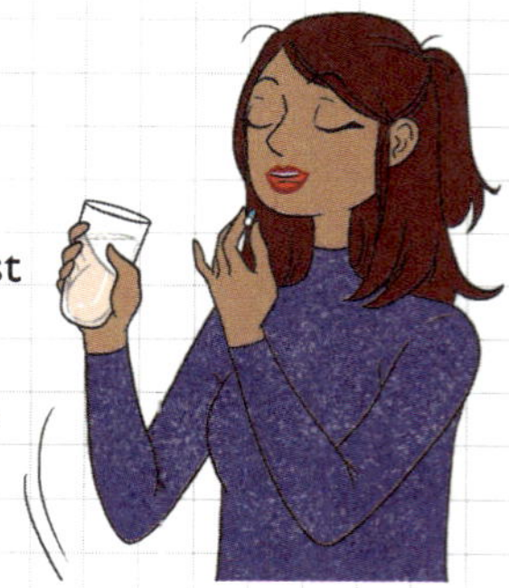

Je ne mâche pas mes maux (ou presque)

Je tente les compléments nicotiniques

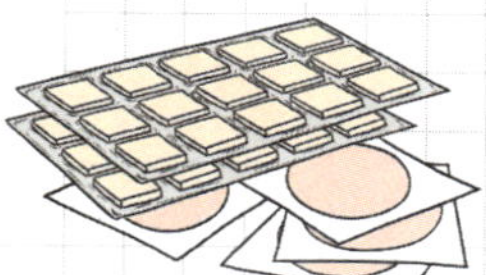

Les gommes et les patchs ne sont pas contre-indiqués pendant la grossesse et ont le mérite d'épargner à votre bébé les autres substances peu recommandables contenues dans les cigarettes. En revanche, pas de cigarette électronique ! On n'a pas assez de recul pour être assuré de son innocuité, alors elle reste, pour l'heure, contre-indiquée.

Toxoplasmose, listériose, salmonellose : je fais la part des choses !

Vous n'avez jamais entendu autant de mots barbares finissant en « ose » que depuis le début de votre grossesse… Du coup, c'est la psychose ! Pas de panique : un petit test pour faire le point sur ces risques infectieux, et vous reverrez vite la vie en rose !

1. Je suis séronégative à la toxoplasmose et j'ai un chat…

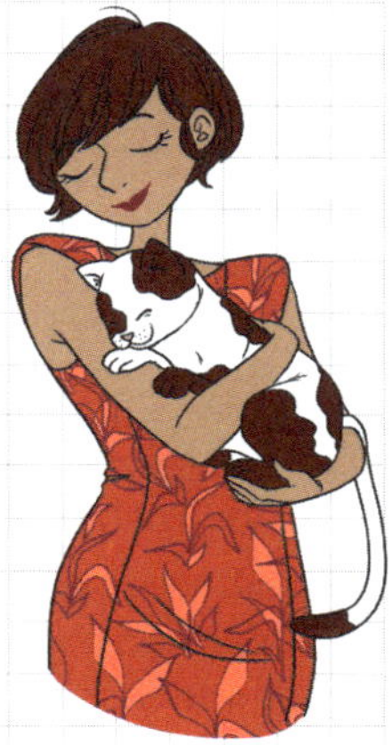

a. J'explique aux enfants qu'il est allé vivre « à la ferme ».
b. Je délègue la corvée litière.

L'explication : si le parasite *Toxoplasma gondii* est bien l'hôte du chat, l'infection qu'il provoque, la toxoplasmose, se transmet aux autres animaux, dont l'homme, uniquement par contact avec des déjections ou consommation d'aliments infectés. Généralement bénigne, la toxoplasmose peut toutefois être transmise au futur bébé en cas de contamination pendant la grossesse et favoriser certaines complications. Vous n'êtes pas immunisée ? Continuez les câlins, mais snobez le crottin !

Réponse b.

2. Pas besoin de faire tout un plat pour quelques bactéries…

a. C'est vrai, quelques jours au lit et c'est fini !
b. Quand même, il y a des risques pour mon petit chéri !

L'explication : d'origine bactérienne (*Listeria monocytogenes* ou salmonelles), la listériose et la salmonellose se contractent elles aussi surtout par voie alimentaire. En dehors de la grossesse, elles présentent peu de risques. Pourtant, chez la future maman, l'infection peut passer la barrière placentaire et être à l'origine, là encore, d'éventuelles complications dont la gravité est variable selon l'avancée de la grossesse. D'où l'intérêt de s'en préserver en évitant les aliments à base de lait et d'œuf crus, les laitages non pasteurisés, certains poissons ou charcuteries (voir p. 49-52), etc.

Réponse b.

3. Je congèle tout et le tour est joué !

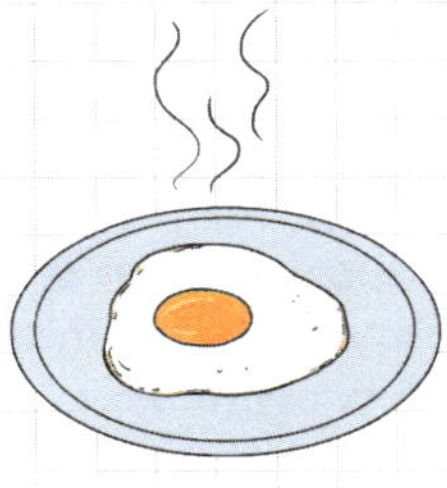

a. Mais bien sûr !
b. Si c'était aussi simple…

L'explication : si *Toxoplasma gondii* ne survit pas à la congélation, la bactérie à l'origine de la listériose, elle, continue à proliférer quand les températures sont négatives. Quant à l'œuf, principal vecteur de la salmonellose, difficile de le congeler ! En revanche, aucun risque de contamination quand les aliments sont bien cuits !

Réponse b.

4. Si je devenais végétarienne, ça réglerait la question de toutes les contaminations…

a. Oui, excellente idée !
b. Non, et ce n'est pas le moment !

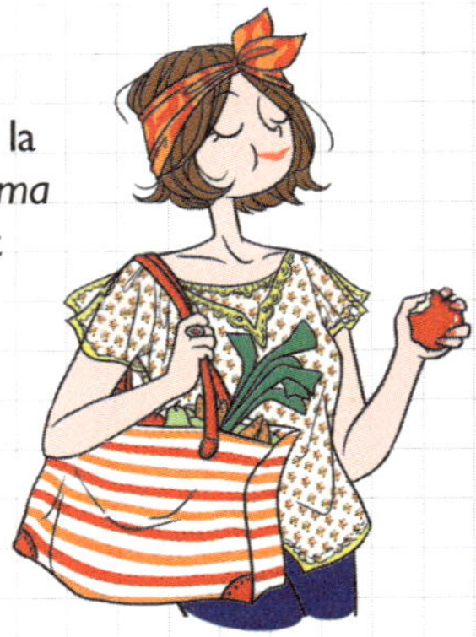

L'explication : certes, les risques infectieux sont majoritairement liés à la consommation d'aliments d'origine animale. Toutefois, non seulement *Toxoplasma gondii* peut contaminer les fruits et les légumes (les végétariennes ne sont pas épargnées), mais la consommation de viandes et de laitages pendant la grossesse permet d'obtenir les apports nutritionnels indispensables pour éviter certaines carences très fréquentes (fer, calcium).

Réponse b.

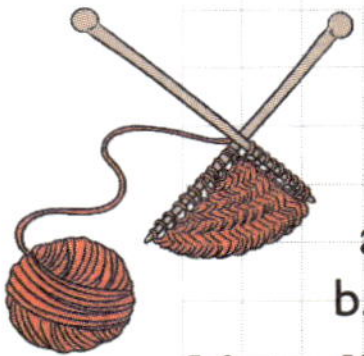

5. Je me mets au jardinage ou aux visites à la ferme !

a. Non, je tente plutôt le tricot !
b. Bonne idée, ça me détendra les neurones !

L'explication : bien que les contaminations environnementales soient très rares, il est tout même conseillé d'éviter les contacts avec de la terre qui aurait pu être souillée par des déjections animales (pour la toxo et la salmonellose) et avec les animaux eux-mêmes (pour la listériose). Si vous ne pouvez pas vous passer de votre potager, enfilez des gants !

Réponse a.

6. J'ai les symptômes d'une bonne gastro…

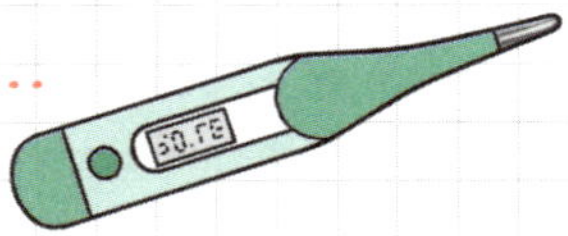

a. Je me détends et j'évite les pruneaux
b. Je vais chez le médecin, voire à l'hosto

L'explication : la fièvre, la diarrhée, les vomissements, les crampes abdominales, les maux de tête peuvent être le signe que vous avez contracté une salmonellose. Quant à la listériose, elle peut, elle aussi, se manifester par une diarrhée, des vomissements et des nausées, même si ces principaux symptômes s'apparentent plus à ceux d'une rhino-pharyngite avec une fièvre persistante. D'où l'intérêt de respecter cet adage ultra-basique de la grossesse : fièvre plus que de raison (38 °C), je file en consultation !

Réponse b.

7. Aïe, j'ai attrapé la toxo…

a. Je prends mon traitement et j'y vais mollo !
b. C'est la fin des haricots !

L'explication : votre sérologie est positive à la toxo ? Pas de panique ! Non seulement les risques de transmission à votre bébé sont limités, mais votre prise en charge sera bien rodée. Au programme : un traitement antibiotique à base de spyramicine jusqu'à la naissance, une amnio (recommandée) 6 semaines après la contamination et un suivi échographique rapproché. Quant à la listériose et à la salmonellose, elles peuvent elles aussi être traitées par antibios.

Réponse a.

LA MAISON des MATERNELLES

Les conseils de la Maison des Maternelles pour éviter la toxoplasmose

- Lavez-vous régulièrement les mains, en insistant sur la zone sous les ongles.
- Nettoyez les légumes soigneusement, puis rincez-les avec du vinaigre blanc.
- Astiquez régulièrement votre réfrigérateur et couvrez toujours les aliments que vous y stockez.
- Consommez toujours la viande très cuite, comme de la semelle !

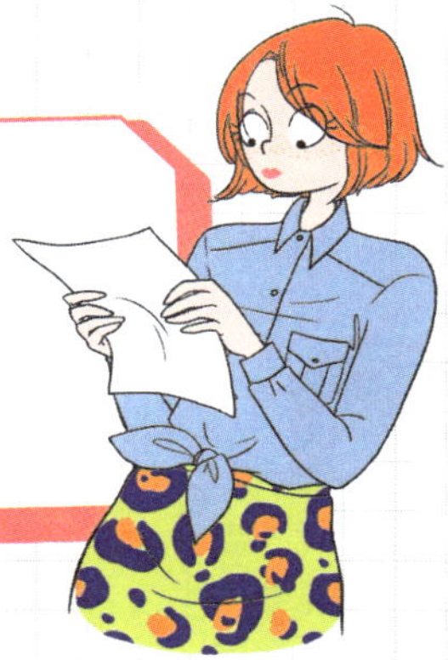

8 substances toxiques à scruter

Vous partagez déjà tout : des gènes, une relation fusionnelle… et toutes les saletés auxquelles vous êtes exposée ! Apprenez donc à vous en préserver (tous les deux), en repérant ces produits qui fâchent !

1. Le bisphénol A

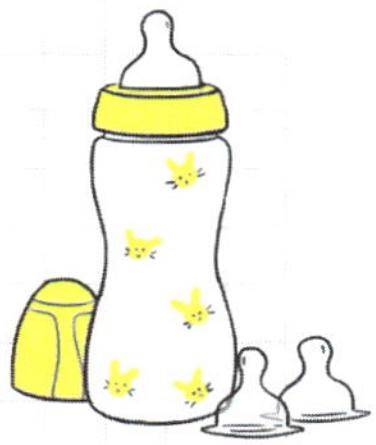

C'est quoi au juste ? Substance chimique interdite en France dans les biberons depuis 2010, le bisphénol A reste employé dans de nombreux conteneurs alimentaires.

Le problème : perturbateur endocrinien, il déstabiliserait l'équilibre hormonal (favorisant notamment des troubles du développement de l'appareil reproducteur chez le petit garçon) et pourrait aussi favoriser les risques de fausse couche ou de faible poids à la naissance. Très toxiques, les perturbateurs endocriniens (PEE) peuvent, en plus, avoir une action prolongée sur plusieurs générations.

Je le trouve où ? Dans les bouteilles en plastique, les boîtes de conserve, les cannettes, les tickets de caisse, le composite dentaire.

Et maintenant… Vous l'ignoreriez peut-être, mais les plastiques alimentaires sont numérotés (avec les chiffres 1 à 7 imprimés sur le fond des boîtes dans une icône triangulaire) pour faciliter leur recyclage… Certains plastiques sont plus sains que d'autres. Pour tirer les bons numéros, misez sur les 2, 4 et 5. Quant aux boîtes de conserve et aux tickets de caisse, ils peuvent aussi contenir du bisphénol A. Oubliez-les (et privilégiez les bocaux en verre).

2. Les phtalates

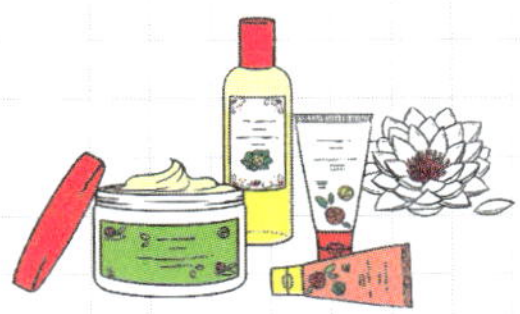

C'est quoi au juste ? Ces substances chimiques servent d'assouplissant dans de nombreux plastiques.

Le problème : certains d'entre eux étant des perturbateurs endocriniens, ils augmenteraient les risques d'asthme et d'allergies chez les enfants, ainsi que les troubles de la fertilité chez l'adulte.

Je les trouve où ? Les sols en PVC, certains jouets, cosmétiques, peintures, colles… et les emballages alimentaires (surtout ceux des produits surgelés).

Et maintenant… Privilégiez un sol sain et des jouets en bois pour la chambre de votre bébé (voir p. 67-68) et évitez les cosmétiques contenant des parfums. Autre bon réflexe à prendre : ne jamais réchauffer un plat surgelé au micro-ondes, a fortiori dans sa barquette d'origine.

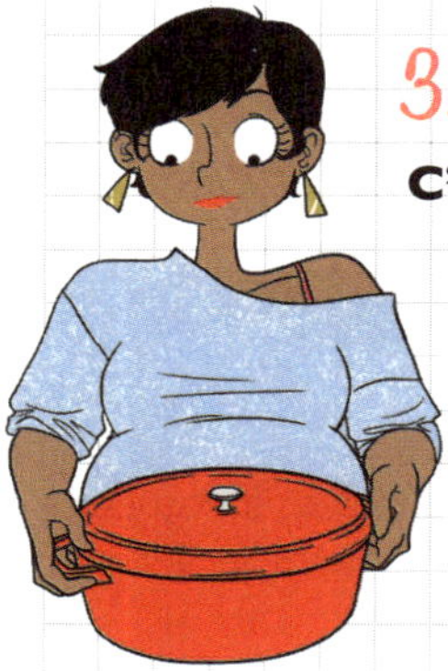

3. Le PTFE

C'est quoi au juste ? Plus connu sous le nom de Téflon, le PTFE, ou polytétrafluoroéthylène, est un dérivé fluoré utilisé dans la fabrication de certains ustensiles de cuisine.
Le problème : toxiques au-delà de 230 °C, ces perturbateurs endocriniens peuvent contaminer l'alimentation.
Je le trouve où ? Dans les poêles et les casseroles ayant un revêtement antiadhésif.
Et maintenant… Investissez dans des récipients en inox ou en verre, voire en fonte.

4. Le cadmium, le mercure et le plomb

C'est quoi au juste ? Des métaux lourds, très présents dans l'environnement.
Le problème : retards de croissance in utero, prématurité, troubles de l'apprentissage ou troubles neurologiques, système hormonal perturbé… La liste des risques est bien trop longue à détailler !
Je les trouve où ? Si la principale source d'exposition au plomb est aujourd'hui professionnelle (dans certaines industries ou l'artisanat, notamment), des traces de plomb peuvent être retrouvées dans certains produits usuels, comme des thés importés d'Asie ou des bougies d'intérieur ayant une mèche métallique. Heureusement, depuis l'interdiction des peintures au plomb, les risques sont très limités ! Ouf ! L'exposition au mercure provient quant à elle surtout de certains poissons (espadon, requin, thon rouge, bar, brochet) et des amalgames dentaires. Le cadmium, lui, vient de la cigarette !
Et maintenant… Évitez de vous exposer au tabac (voir p. 18), choisissez vos poissons avec soin (voir p. 52), privilégiez les produits locaux et reportez la pose d'un amalgame, en accord avec votre dentiste.

5. Les parabènes

C'est quoi au juste ? Des substances chimiques (très) communément utilisées comme conservateurs.
Le problème : là encore, ils viennent déséquilibrer le système endocrinien du futur bébé ! Ils sont aussi plus particulièrement soupçonnés de favoriser les allergies, l'asthme ou encore l'hyperactivité chez les personnes fragiles.
Je les trouve où ? Dans les cosmétiques, certains médicaments… et dans l'assiette !
Et maintenant… Surveillez les mentions E214 à E219 (les codes de ces agents conservateurs) ou les suffixes en « paraben » sur les étiquettes des cosmétiques et des produits alimentaires !

6. Le wifi

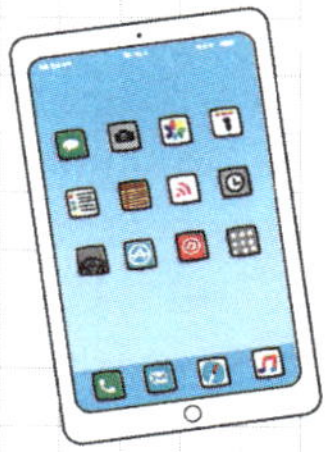

C'est quoi au juste ? Ce n'est plus vraiment la peine de présenter ces ondes radio qui permettent de relier entre eux plusieurs appareils informatiques.
Le problème : on soupçonne l'exposition prolongée à ces ondes de favoriser l'apparition de troubles cognitifs et psychiques.
Je le trouve où ? Un peu partout, malheureusement !
Et maintenant... Déconnectez ! Éteignez vos téléphones, box et tablettes la nuit, privilégiez les kits mains libres en journée, enlevez la 4G pendant vos déplacements et privilégiez le bon vieux téléphone filaire.

7. Les nitrates

C'est quoi au juste ? Des substances naturelles essentielles à la croissance des plantes... mais qui ne nous veulent pas toujours du bien !
Le problème : absorbés en quantités trop élevées, les nitrates favoriseraient certains cancers, des malformations et des troubles de l'hémoglobine chez le nourrisson.
Je les trouve où ? L'eau du robinet, certains légumes.
Et maintenant... Pour les légumes, misez sur le bio !
Rendez-vous également sur www.eaupotable.sante.gouv.fr pour vous renseigner sur la qualité de l'eau de votre région. Au-delà de 10 mg/l, consommez plutôt de l'eau minérale.

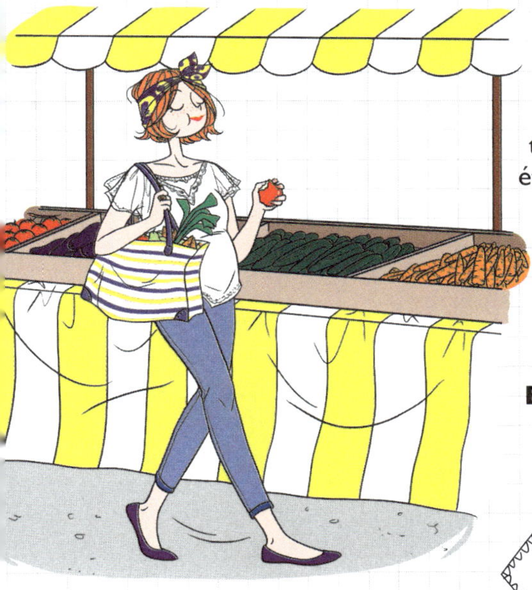

8. Le glyphosate

C'est quoi au juste ? Plus connu sous son nom commercial de Roundup, cet herbicide est très décrié. Malgré cela, son utilisation a récemment été réautorisée en Europe.
Le problème : selon leur nature et la durée d'exposition, ces produits seraient cancérigènes et auraient un impact sur la croissance et le développement neurologique des futurs bébés.
Je le trouve où ? Dans les produits alimentaires, dans les biocides utilisés pour le jardinage.
Et maintenant... Mangez et jardinez bio !

Pas de panique !
Cette liste vous attriste ? Restez zen ! Les effets décrits varient selon le temps et l'intensité de l'exposition à ces substances. Toutefois, face à leur multiplication, les risques « d'effet cocktail » (l'interaction entre plusieurs polluants ou perturbateurs endocriniens) ne doivent pas être négligés. Vive le principe de précaution !

Kiné, ostéo, chiro : et s'ils pouvaient me soulager ?

La grossesse, c'est à la fois beaucoup de bonheur et de petites douleurs ! Faites un premier bilan en fonction de vos maux lancinants.

Qui vous manipule ?	Comment ça marche ?	C'est pour vous si...
L'ostéopathe	Par des manipulations douces (osseuses et musculaires) qui visent à équilibrer le bassin, les articulations, les vertèbres, le crâne…	Vous avez des lombalgies, des douleurs ligamentaires, sciatiques, cervicales ou à la tête, des problèmes de circulation, un reflux gastrique, un syndrome du canal carpien, des insomnies…
Le kinésithérapeute	Par des massages antalgiques, des assouplissements (notamment du dos), des mouvements circulatoires, des conseils posturaux.	• Vous avez des douleurs sciatiques, lombaires, ligamentaires, abdominales (hors contractions) ou cervicales, des troubles intestinaux ou de la circulation. • Vous avez besoin de détente, de conseils pour maintenir une activité physique et pour préparer votre périnée à l'accouchement.
Le chiropracteur	Par des manipulations ciblées sur la zone du dos pour favoriser l'alignement du bassin et la mobilité des articulations.	• Vous avez des nausées, des douleurs dans le cou, les hanches, le bassin, au niveau des articulations. • Votre bébé se présente en siège.

Je trouve le praticien qu'il me faut

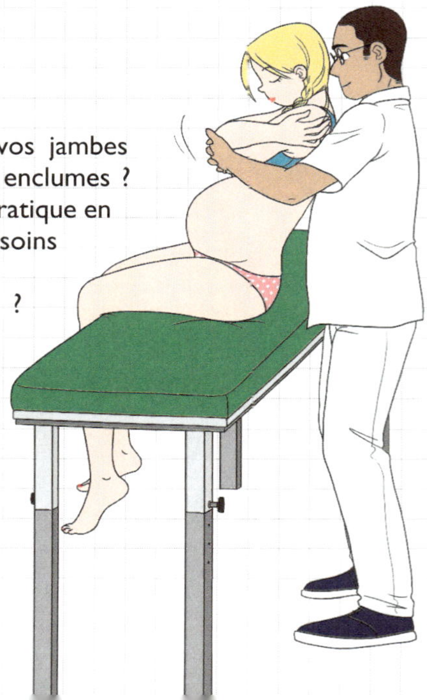

Vous aviez un transit de fée et vous voilà constipée, vos jambes étaient légères comme des plumes et les voici devenues enclumes ? L'équipe de la mater' pourra vous orienter vers la bonne pratique en fonction de votre forme, de vos antécédents et de vos besoins du moment.

Comment trouver la perle rare pour vous manipuler ? Entre les praticiens qui ont plusieurs cordes à leur arc (kiné ostéopathe, médecin ostéopathe) et les différentes spécialités, difficile de s'y retrouver ! Veillez donc à privilégier un professionnel aguerri aux futures mamans, référencé par une organisation représentative de son métier (voir p. 94) et qui vous a été recommandé.

Chapitre 3

Mon suivi de grossesse

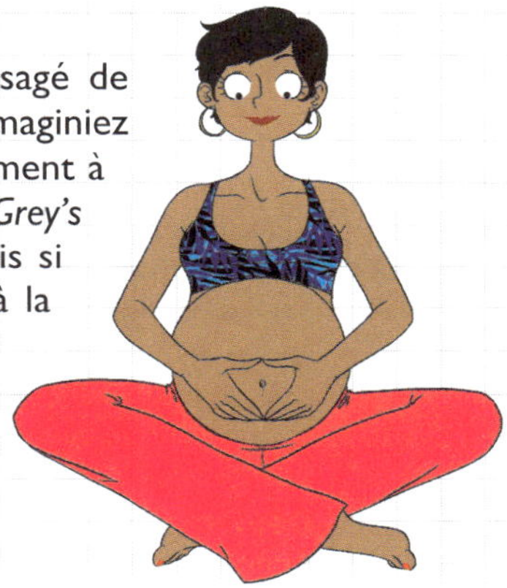

Avant de tomber enceinte, vous n'aviez pas vraiment envisagé de quoi serait fait votre suivi de grossesse. Certes, vous vous imaginiez qu'il serait à mi-chemin entre une de ces vidéos d'accouchement à domicile aux millions de vues sur YouTube et un épisode de *Grey's Anatomy*, mais vous ne vous doutiez pas que ce serait parfois si compliqué ! Quel pro pour votre suivi ? Où vous inscrire à la maternité ? Comment commencer un projet de naissance ?
Pas de panique, toutes les clés sont ici !

Mon calendrier prénatal

Ce n'est pas parce que vous allez bénéficier d'un suivi classique à la maternité qu'il va nécessairement être incompatible avec une approche plus naturelle de la naissance. Il suffit d'un brin d'organisation !

Date	Rendez-vous	Examens	Est-ce obligatoire ?	Pour plus de physiologie, c'est le moment de...
1er mois Dès les résultats du test de grossesse	**1er bilan** chez le généraliste, le gynécologue, la sage-femme pour confirmer votre grossesse.	Dosage plasmatique, échographie pelvienne.	Non	• Contacter les sages-femmes libérales près de chez vous pour le suivi global (voir p. 94). • Identifier les offres de soin qui vous intéressent (maison de naissance, maternité labellisée, etc.). • Prendre rendez-vous avec une sage-femme tabacologue si besoin est.

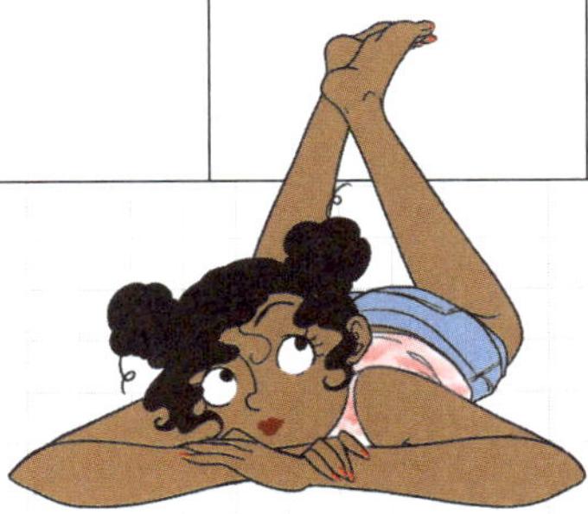

Date	Rendez-vous	Examens	Est-ce obligatoire ?	Pour plus de physiologie, c'est le moment de...
2e mois Vers 7 SA	**1er rendez-vous chez le gynécologue,** pour évaluer vos besoins en termes de suivi.	Examen clinique, bilan biologique (détermination groupe sanguin, dépistages toxo, rubéole, syphilis, recherche d'agglutinines irrégulières et de protéines dans les urines).	Non	• Chercher un sport ou une pratique énergétique prénatale qui vous convienne (voir p. 57). • Prendre rendez-vous chez l'acupuncteur, l'homéopathe.
3e mois Entre 11 et 14 SA	**Échographie de datation,** pour dater votre grossesse, repérer le placenta, mesurer la clarté nucale de votre bébé, etc.	Échographie pelvienne.	Non	
	Dépistage prénatal, pour évaluer les risques de trisomie 21.	Dosage d'une substance présente dans le sang maternel : les marqueurs sériques. À noter : ce dernier est rattrapable entre 14 et 18 SA par un autre dosage si la date a été dépassée.	Non, mais recommandé	
3e mois 14 SA	**Rendez-vous du 3e mois,** pour déclarer votre grossesse.	Examen clinique, bilans médical et biologique, glycémie à jeun si nécessaire (dépistage du diabète gestationnel).	Oui	• Trouver un haptothérapeute si vous êtes intéressée. • Vous renseigner sur les alternatives à la préparation traditionnelle à la naissance : hypnose, sophrologie, etc.
4e mois Vers 16 SA	**Rendez-vous du 4e mois,** pour suivre la bonne évolution de votre grossesse.	Examen clinique, bilan biologique.	Oui	• Caler une date d'entretien prénatal précoce (voir p. 33). • Réfléchir à votre projet de naissance.

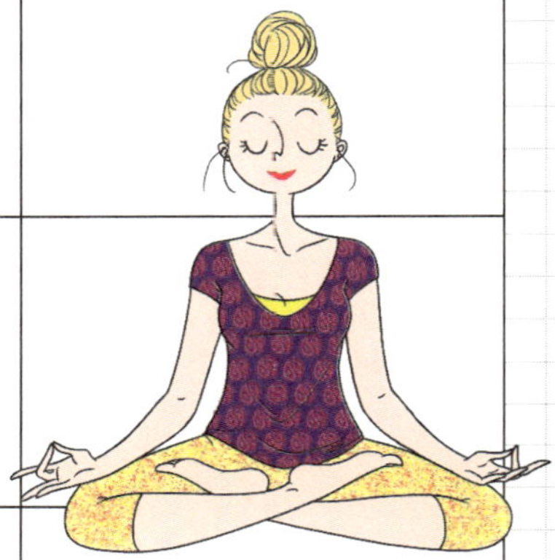

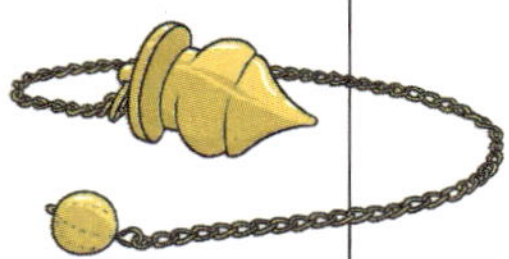

Date	Rendez-vous	Examens	Est-ce obligatoire ?	Pour plus de physiologie, c'est le moment de...
4e mois Entre 16 et 18 SA	**Dépistage prénatal** pour compléter les premiers tests relatifs à la trisomie 21 (ou s'ils n'ont pas été réalisés au préalable).	Amniocentèse.	Non	
4e mois	**Entretien prénatal précoce,** pour vous aider à préparer la naissance.	Entretien avec la sage-femme.	Non	• Préparer vos questions sur la prise en charge physiologique de la grossesse.
5e mois Entre 20 et 25 SA	**Rendez-vous du 5e mois,** pour vous assurer que vous êtes au top.	Examen clinique, bilan biologique.	Oui	• Chercher un ostéopathe spécialiste de la grossesse. • Vous renseigner sur les ateliers de portage et de massage.
5e mois Entre 21 et 24 SA	**Échographie morphologique,** pour surveiller l'évolution de votre bébé et vous annoncer le sexe !	Échographie abdominale.	Oui	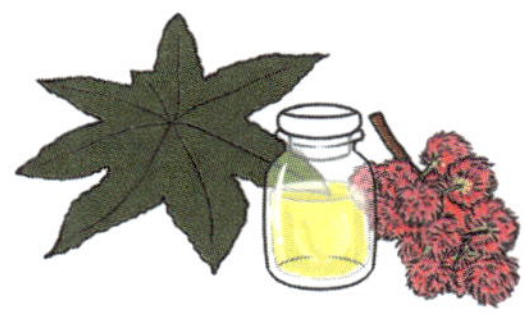
5e mois	**Rendez-vous chez le spécialiste,** pour faire un bilan.	Soins chez : • le dentiste ; • l'ophtalmo ; • le dermato.	Non	• Aborder les pistes de traitement phyto/homéo pour vos maux usuels (gingivite, acné, etc.).
6e mois Entre 25 et 28 SA	**Rendez-vous du 6e mois,** pour vérifier que tout va bien.	Examen clinique, bilan biologique, dépistages des hépatites et d'une éventuelle anémie (NFS).	Oui	• Prendre contact avec une consultante en lactation (voir p. 94). 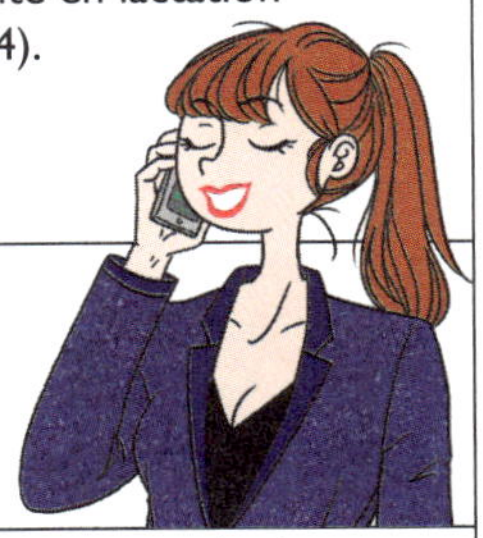
6e mois	**Dépistage du diabète gestationnel.**	Test d'hyperglycémie provoquée par voie orale (HPVO).	Prescrit au cas par cas	
7e mois Entre 29 et 31 SA	**Rendez-vous du 7e mois,** pour dépister certains troubles du 3e trimestre.	Un examen clinique, un bilan biologique.	Oui	• Prévoir une consultation en chiropractie si besoin est (maux de dos, sciatique).

Date	Rendez-vous	Examens	Est-ce obligatoire ?	Pour plus de physiologie, c'est le moment de…
7e mois 32 SA	**Échographie de bien-être fœtal,** pour vérifier la croissance, la vitalité et la position de votre bébé.	Échographie abdominale.	Oui	• Prendre rendez-vous avec un acupuncteur si votre bébé n'est pas retourné.
8e mois Entre 32 et 36 SA	**Rendez-vous du 8e mois,** pour anticiper les conditions de votre accouchement et évaluer vos contractions.	Examen clinique, bilan biologique, recherche de streptocoque B.	Oui	• Compléter votre projet de naissance à deux. • Chercher les spécialistes pour votre bébé : pédiatre, homéopathe, ostéo…
Entre le 8e et le 9e mois	**Rendez-vous chez l'anesthésiste,** pour faire le point sur vos antécédents, vos attentes.	Examen clinique, bilan sanguin.	Oui	
9e mois À partir de 37 SA	**Rendez-vous du 9e mois,** pour faire un bilan.	Examen clinique, toucher vaginal.	Oui	• Commencer le massage du périnée (voir p. 65-66).

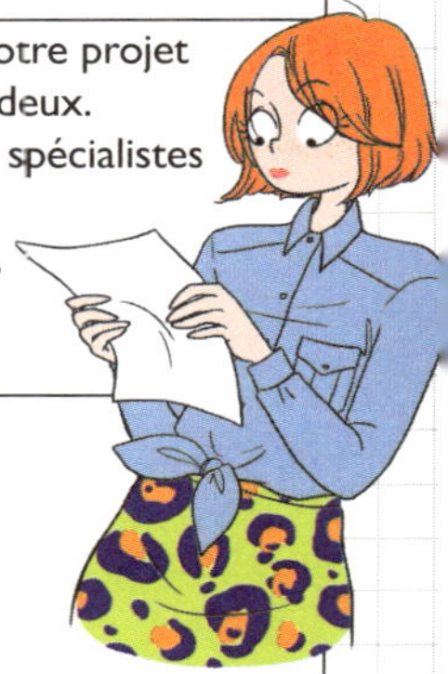

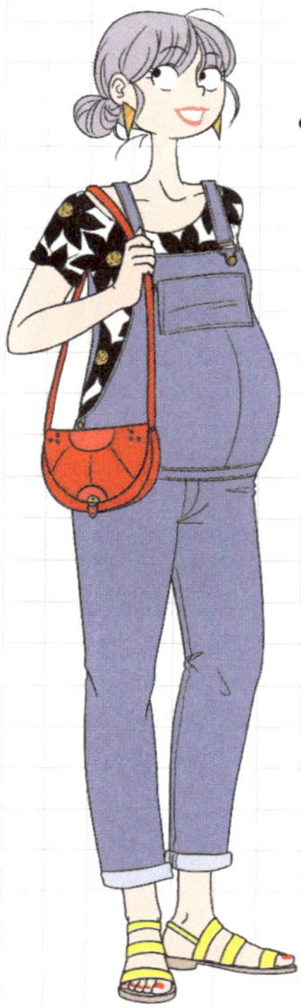

4 règles d'or pour des échographies zen et saines !

Une échographie, c'est un peu une rencontre au sommet. On s'observe, on négocie (pour voir encore un peu son bébé) et, surtout, on ne pactise pas avec n'importe qui ! Petit traité pour vous y préparer.

3 occasions de voir votre bébé avant le jour J !

Le suivi de grossesse comprend une échographie par trimestre.

- **L'écho de datation** permet d'évaluer la date prévue d'accouchement (DPA), de vérifier le nombre de fœtus et leur développement, d'identifier le(s) placenta(s), de mesurer la quantité de liquide amniotique et la clarté nucale.
- **L'écho morphologique** vise à faire un bilan anatomique et de la croissance du bébé, de l'état du placenta, du liquide amniotique ; elle permet de confirmer le sexe.
- **L'écho de bien-être fœtal** a pour objectif de vérifier la vitalité du bébé, sa croissance, s'il s'est retourné, etc.

1. Je coopère

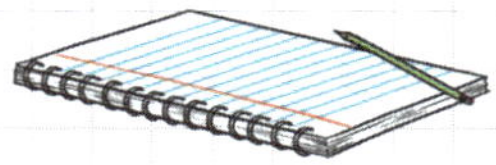

On ne se rend pas à une échographie comme chez mamie !
Pour que l'examen porte ses fruits, pensez à :

- vous renseigner en amont sur la conduite à tenir (vessie vide ou vessie pleine ?) ;
- arrêter de vous crémer le ventre au moins 3 jours avant l'examen ;
- noter les questions que vous aimeriez poser. Ne sous-estimez pas le coup de l'émotion sur votre capacité de réflexion !

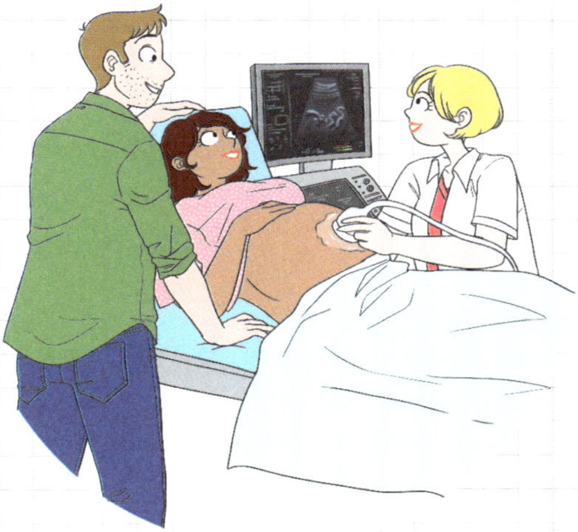

2. Je fais preuve de diplomatie

Vous avez envie de partager ces beaux moments avec votre + 1 (normal) ET vos aînés ? Votre délégation (et vos effusions) ne sera peut-être pas bien accueillie par votre praticien, d'où l'intérêt de :

- trouver une baby-sitter pour les grands ;
- garder le meilleur pour la fin ! Vous voulez dire à votre homme que son enfant a déjà son nez ? Attendez d'être sortis du cabinet pour lancer le débat !

3. J'évite la crise

Certes, l'échographie est un face-à-face merveilleux, mais elle peut aussi être source de tensions ! Veillez donc à :

- prévoir vos petites solutions anti-stress (voir p. 63) si l'examen vous angoisse ;
- éviter les conclusions hâtives ! L'échographie dure (trop) longtemps ? Votre bébé est peut-être mal positionné, ou certains de ses organes, difficiles à voir !

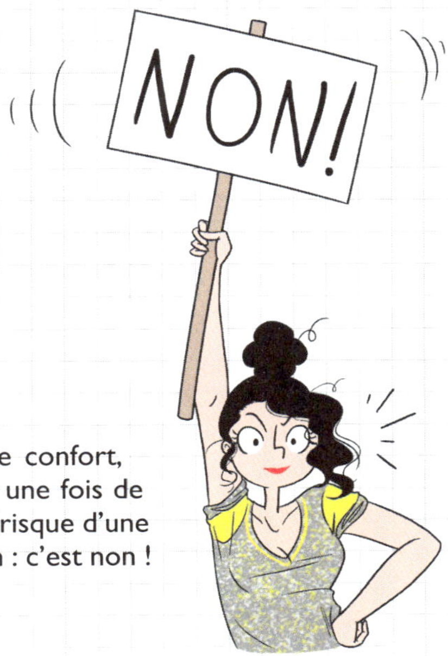

4. Je ne fais pas de compromis

Certains cabinets proposent des échographies dites de confort, juste pour le décorum (et le plaisir de voir votre bébé une fois de plus), or les instances sanitaires ont rappelé dès 2005 le risque d'une surexposition du bébé aux ultrasons ! Pas de négociation : c'est non !

Et si je tentais l'accompagnement global ?

Vous fantasmez sur un accouchement ultra-naturel ? La solution est peut-être simplement de convoler avec une sage-femme pour l'intégralité de votre suivi ! Dans le cadre de l'accompagnement global à la naissance (AGN), c'est votre sage-femme libérale qui prend en charge votre suivi, la préparation à la naissance, l'accouchement et les soins postnatals. Remboursé en grande partie par la Sécu, l'AGN permet un suivi personnalisé et garantit que ce dernier restera le plus physiologique possible ! Reste à trouver l'élue et à dire « oui » à ces quelques affirmations !

Vous…

- avez une grossesse normale. ❑ oui ❑ non
- voulez éviter de voir des têtes différentes à TOUS vos rendez-vous à la mater' ! ❑ oui ❑ non
- accordez une grande importance au soutien psychologique. ❑ oui ❑ non
- estimez que le papa doit être (très) présent. ❑ oui ❑ non
- souhaitez rentrer à la maison le plus tôt possible après la naissance (voir p. 32). ❑ oui ❑ non
- aimeriez allaiter et être soutenue dans cette démarche ! ❑ oui ❑ non
- préféreriez que le suivi postnatal soit organisé chez vous. ❑ oui ❑ non
- êtes prête à payer certains dépassements d'honoraires. ❑ oui ❑ non

Votre sage-femme libérale…

- est rattachée à une clinique ou à un hôpital dans lequel elle a accès à un plateau technique, exerce dans une maison de naissance près de chez vous, accouche à domicile. ❑ oui ❑ non
- assure la préparation à la naissance ou peut vous proposer une collègue. ❑ oui ❑ non
- travaille en réseau, pourra vous orienter vers un obstétricien si besoin est. ❑ oui ❑ non
- a une patientèle limitée pour pouvoir être présente le jour J. ❑ oui ❑ non
- travaille en binôme pour gérer les astreintes & co. ❑ oui ❑ non
- vous met en confiance ! ❑ oui ❑ non

→ Vous avez répondu, oui, ouiiii ? Reste à trouver la sage-femme libérale de vos rêves… Demandez conseil à votre praticien ou rendez-vous sur http://ansfl.org/

Pas d'AGN pour vous si…

- vous avez une grossesse à risques (gémellaire, antécédents obstétricaux, maladie, etc.) ;
- des situations à risques se présentent durant votre grossesse (pathologie maternelle ou fœtale, etc.).

Dans ces cas, l'obstétricien prend la main !

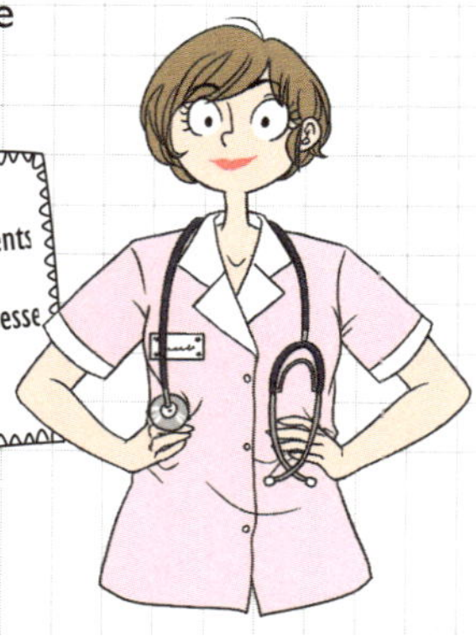

J'accouche où exactement ? Les 4 bonnes questions à se poser

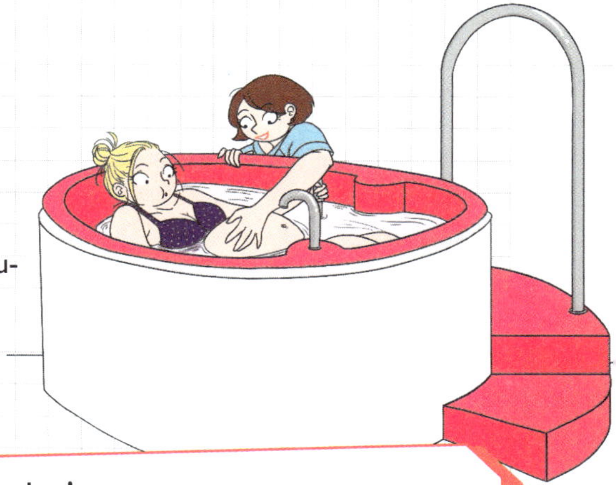

Il était une fois une future maman qui rêvait d'accoucher naturellement, sans savoir à quelle porte frapper pour exaucer ses souhaits. C'est vous ? Petite histoire dont vous êtes l'héroïne pour vous aider dans votre quête de l'établissement parfait.

Maternité, maison de naissance, pôle physio… Je suis perdue !

En France, les maternités sont organisées en réseaux depuis 1998. Le principe : vous vous inscrivez dans un établissement, mais l'équipe qui vous suit peut à tout moment demander à vous faire transférer dans un hôpital partenaire en cas de pépin. Il existe ainsi des mater' de 3 niveaux :

- les niveaux 1 gèrent les grossesses sans risques ;
- les niveaux 2 prennent en charge les petits prématurés (32 SA et plus) ;
- les niveaux 3 peuvent accueillir les grands prémas (moins de 32 SA).

En 2014, la création **d'unités physiologiques** rattachées aux maternités a été encouragée. L'objectif de ces « pôles physio » ou « salles nature » : respecter le choix des couples à se faire suivre par une sage-femme ou un médecin, tout en permettant au personnel compétent (obstétricien, etc.) d'intervenir en cas d'urgence. Dans la pratique, ces salles physio, encore rares, fonctionnent comme des salles d'accouchement normales, si ce n'est que le travail n'est pas dirigé et que la péridurale est absente.

Depuis janvier 2016, **les maisons de naissance** sont expérimentées. Structures indépendantes des hôpitaux sur le plan juridique, elles sont dirigées par des sages-femmes libérales qui suivent les futures mamans dans le cadre d'un accompagnement global à la naissance (voir p. 30). Véritables lieux de vie où l'on accouche physiologiquement seulement, elles doivent être situées dans un bâtiment attenant ou dans l'hôpital pour faciliter une éventuelle prise en charge d'urgence.

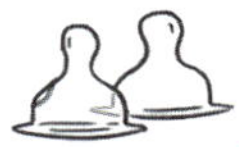

1. Ai-je le choix ?

Vous seriez prête à vous lancer dans une véritable odyssée pour une naissance non médicalisée, mais voilà… pour que vous puissiez accoucher sereinement, il faut privilégier un établissement dans lequel vous pourrez vous rendre rapidement.

Mes options

- Oui, j'ai toute une ribambelle d'établissements de santé à proximité. → Je creuse les pistes physio disponibles.
- Non, je vis dans un comté très, très éloigné. → Je m'inscris dans la maternité « classique » la plus proche et je parle au plus tôt de mon projet de naissance physio.

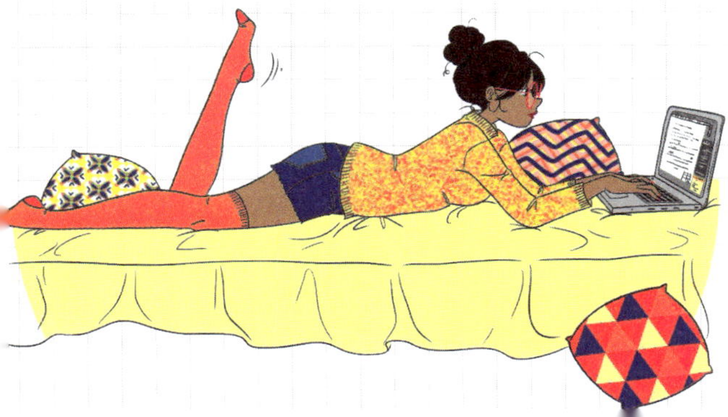

2. Suis-je en état ?

Vous avez jeté votre dévolu sur maison de naissance ou un plateau physio ? Encore faut-il qu'il puisse vous ouvrir ses portes. Pour cela, pas de magie : votre grossesse doit être absolument normale !

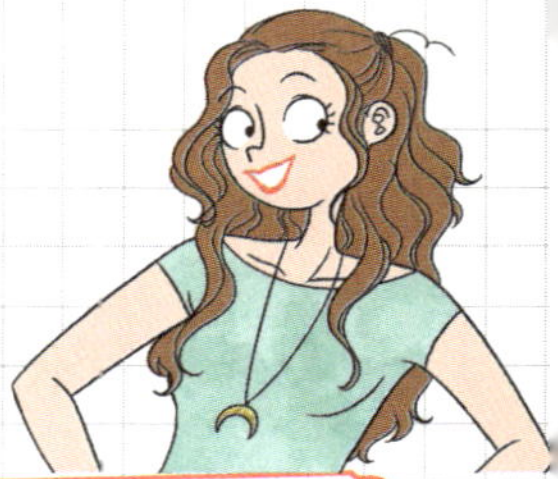

Mes options

- Je me porte comme un charme. → Je continue ma quête de naturalité !
- J'ai des antécédents obstétricaux, une maladie, une grossesse à risque.
  → Je m'inscris dans la maternité recommandée par mon praticien.

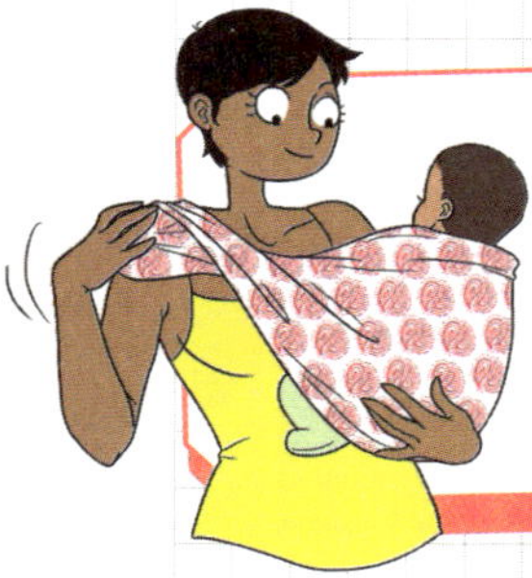

Et si on rentrait plus tôt à la maison ?

Si votre grossesse est normale, que vous accouchez par voie basse et que tous les voyants sont au vert pour vous et votre bébé, vous êtes une candidate idéale au PRADO (programme d'accompagnement du retour à domicile). Généralisé à toutes les maternités depuis 2013, ce programme vous permet de bénéficier d'un retour précoce à la maison (dès 72 h après la naissance) et d'organiser votre suivi postnatal avec la sage-femme libérale de votre choix. N'hésitez pas à aborder la question avec votre praticien !

À noter : si vous accouchez dans une maison de naissance, le retour à la maison se fait dans les heures suivant l'arrivée de votre bébé. Un suivi spécifique est alors mis en place, là encore, à la maison.

3. Où aimerais-je planter mon décor ?

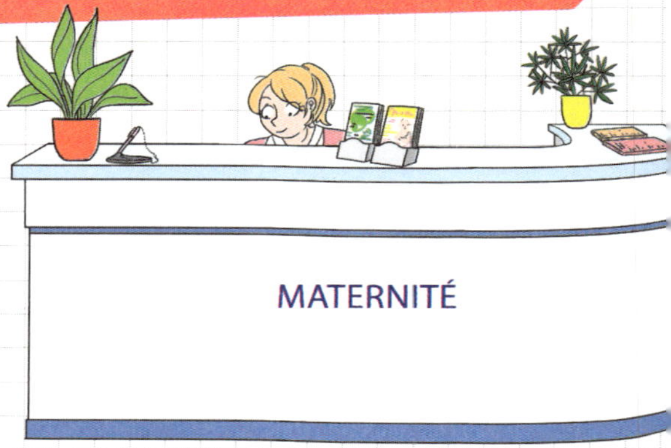

D'un côté, la maison de naissance offre un cadre plus détaché du milieu hospitalier (et donc souvent plus zen). De l'autre, le plateau physio, intégré à la maternité, peut rassurer.

Mes options

- Je préfère me projeter dans une contrée moins médicalisée. → Je m'inscris plutôt dans une maison de naissance.
- J'aime bien savoir qu'il n'y a qu'une porte à pousser pour trouver une armée (de professionnels de santé). → J'opte plutôt pour le plateau physio.
- J'ai d'autres chats à fouetter. → Je mise sur la maternité la plus proche de chez moi.

Des maternités labellisées ?

Plusieurs labels viennent « récompenser » les bonnes pratiques périnatales :

- **l'« initiative hôpital ami des bébés » (IHAB)** valorise un accompagnement optimal des parents (soutien à l'allaitement, respect des rythmes de la maman et du bébé, etc.) ;
- **le label « maternité amie des papas »** salue les services donnant une place importante à votre + 1 ;
- **le label « qualité des maternités »,** mis en place par le Collège national des gynécologues-obstétriciens français, permettra d'évaluer dès 2018 les maternités sur 14 critères (taux d'épisio, formation à la bien-traitance, etc.).

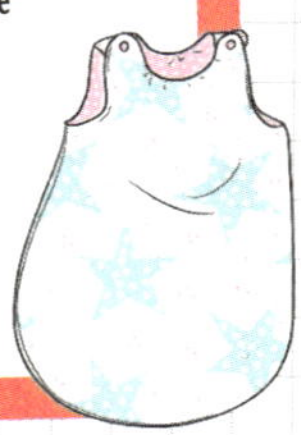

4. Qui suis-je prête à suivre ?

Quand tout se passe bien, la sage-femme est la bonne fée de la naissance. Toutefois, dans le parcours de soins classique, il est difficile (voire impossible) de savoir qui sera votre alliée le jour J… Si vous êtes en quête d'exclusivité, mieux vaut donc miser sur l'accompagnement global. Quant à votre gynécologue, accoucher à ses côtés impliquera sûrement de vous inscrire dans le privé !

Mes options

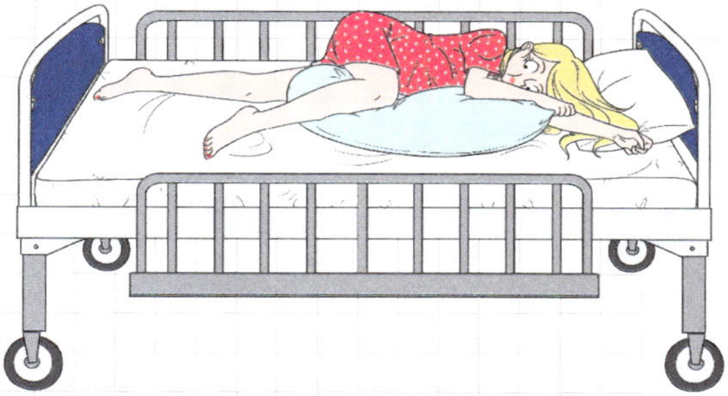

- Je me damnerais pour ma sage-femme libérale (et seulement elle). → Banco, je m'inscris dans l'établissement dans lequel elle pratique !
- Quelle que soit la sage-femme, je suis entre de bonnes mains. → Je peux me tourner vers un plateau physio où la sage-femme de garde se penchera sur mon berceau !

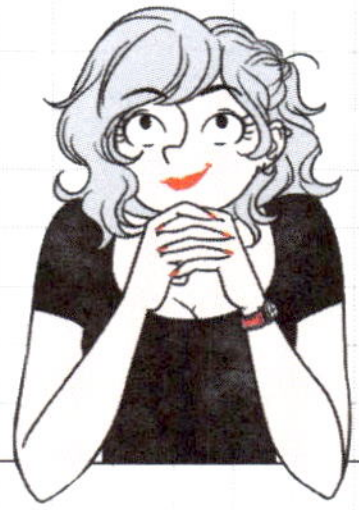

- Mon obstétricien est vraiment (un prince) charmant. → Je m'inscris dans sa clinique et je lui parle de mes envies de physiologie.

Je prépare mon projet de naissance

Vous êtes certaine que vous aimeriez un accouchement aussi naturel que possible… mais, à part ça, la perspective de la naissance reste très vague ? C'est le signe qu'il est temps de vous plonger dans votre projet de naissance !

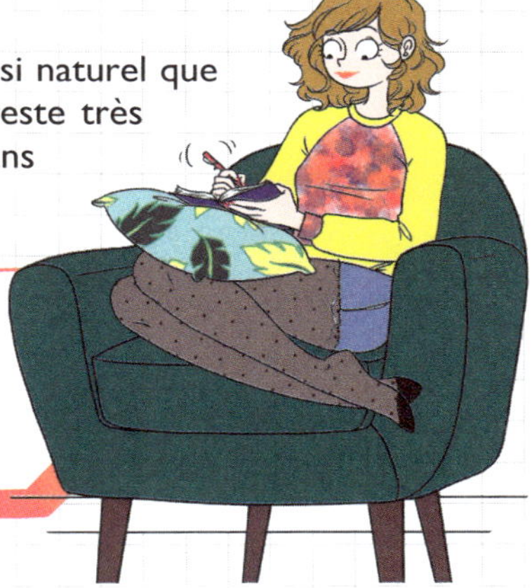

Tout commence par l'entretien prénatal précoce (l'EPP)
Organisé au 4e mois de grossesse, l'EPP est un moment d'échange entre vous, votre sage-femme et votre homme, si vous le souhaitez. Il vous permettra de poser vos questions, de partager vos appréhensions, d'obtenir des infos sur les préparations à la naissance (voir p. 34) et d'entamer une réflexion autour de votre projet de naissance.

Des grands oui et petits non !

Vous ne savez pas par où commencer ? Et si vous vous basiez sur une liste comparative, comme celle que vous faisiez ado pour vos amoureux secrets ?

Oh oui !	Oh non !
Partir d'une page blanche et mener votre propre réflexion !	Imprimer un modèle tout fait : pas moyen !
Commencer à réfléchir avant même de vous inscrire à la maternité.	Procrastiner et ne pas partager votre projet à temps !
Faire votre projet de naissance à trois : vous, le papa, la sage-femme.	Y réfléchir toute seule dans votre coin : certes, c'est vous qui accouchez, mais le papa a participé ! Il a son mot à dire !

Oh oui !	Oh non !
Prendre en compte l'organisation de votre maternité et son offre de soins.	Vouloir un plongeon dans une baignoire de prétravail si votre maternité n'est pas équipée !
Revenir souvent sur votre projet pour l'adapter à votre forme, vos envies…	Le boucler à 6 mois en vous disant : « Ça au moins, c'est fait ! »
Ne pas vous braquer sur la forme ! Le plus efficace : des échanges réguliers avec l'équipe et de jolies formulations au conditionnel (« j'aimerais », etc.).	Faire une dissertation sans discussions mais avec des injonctions (pas de péridurale)… qui finira au fond de votre dossier !

Les bonnes questions à vous poser

Vous avez la méthode, reste à vous creuser les méninges !

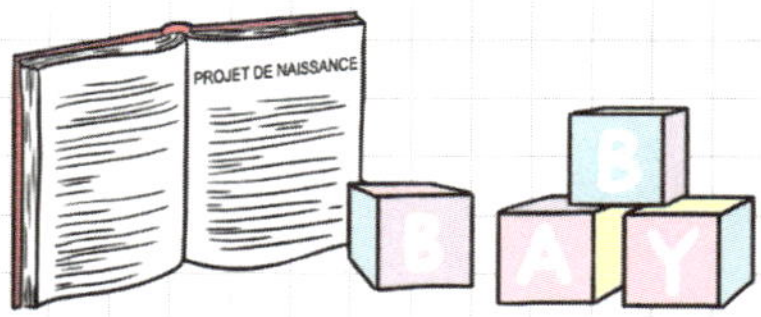

- Quels projets souhaiteriez-vous réaliser pendant votre grossesse ? (arrêt du tabac, pratique de l'haptonomie, etc.)
- Comment avez-vous envie d'accoucher ? Quelles sont vos priorités ? (cadre peu médicalisé, etc.)
- Qu'est-ce qui vous angoisse pour la grossesse et l'accouchement ? (la douleur, etc.)
- Que souhaitez-vous pour le travail ? (pouvoir déambuler, prendre un bain de prétravail, etc.)
- Que souhaitez-vous pendant l'accouchement ? (différer au maximum la péri, etc.)

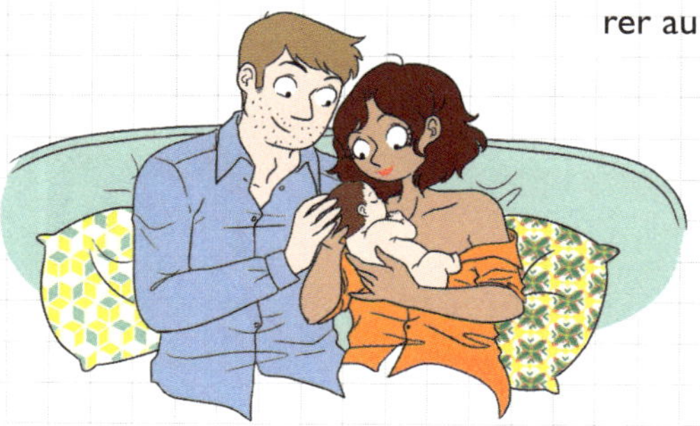

- Que voudriez-vous éviter ? (passage intempestif du personnel, déclenchement, etc.)
- Que souhaitez-vous après la naissance ? (peau-à-peau prolongé, mise au sein rapide, etc.)

140 signes pour choisir ma préparation à la naissance

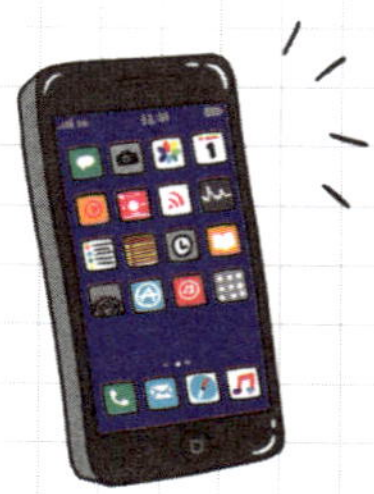

Vous avez déjà posé la question sur votre wall, posté sur Instagram les pages cornées de la bible de grossesse léguée par votre maman… mais vous n'êtes pas plus avancée : vous ne savez pas pour quelle prépa opter ! Et si elles se résumaient en 140 caractères (ou plus), cela vous aiderait ?

Tweete-moi les prépas !

La préparation classique

Comprendre son corps de la conception à l'accouchement, apprendre à gérer la douleur, respirer, se relaxer, intégrer les bons gestes pour l'allaitement, les soins à porter au bébé, le tout en 8 séances remboursées… #dès4mois #avecpapa #supercomplet

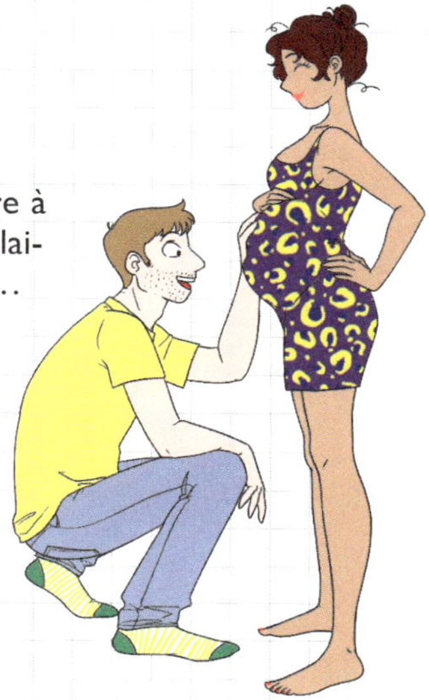

L'haptonomie

Créer un lien affectif et établir une vraie communication avec votre bébé grâce aux caresses, au toucher et à la voix. Le hic : pas de préparation pratique à la naissance… #dèsleT1 #avec papa

Le chant prénatal

Communiquer avec votre bébé grâce à la voix, travailler son souffle, repérer le diaphragme, les abdos, le périnée… Mais on complète pour la théorie ! #dès5mois #avecpapa

L'acupuncture

Des aiguilles pour soulager les maux, harmoniser le corps, préparer le périnée et favoriser le travail. Pour apprendre à s'occuper du bébé, on repassera… #dès1mois #médecinechinoise

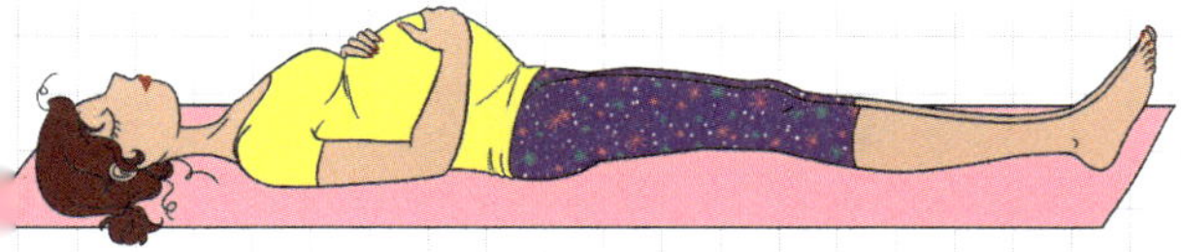

La sophrologie

Des séances pratiques sur l'accouchement et l'allaitement, des sessions de sophronisation pour vous détendre et vous projeter : une pratique complète et zen ! #dès1mois #etlasécurembourse

L'Hypnonatal©

On se relaxe profondément, on apprend les bonnes visualisations pour surmonter la douleur et gérer le travail, mais on aborde peu le postnatal… #dèsleT1 #entraînementobligatoire

La préparation en piscine

Soulager le dos et les jambes, se détendre, vaincre les insomnies : prépa au top pour apporter une réponse à vos maux, mais pas à vos questions sur votre bébé… #barbotezsouriez #dès5mois

Le yoga prénatal

On se concentre, on médite et on se relaxe, on travaille son souffle, on adopte des postures qui soulagent, on s'assouplit : utile pour le jour J, mais après, il se passe quoi ? #dès4mois #sanspapa

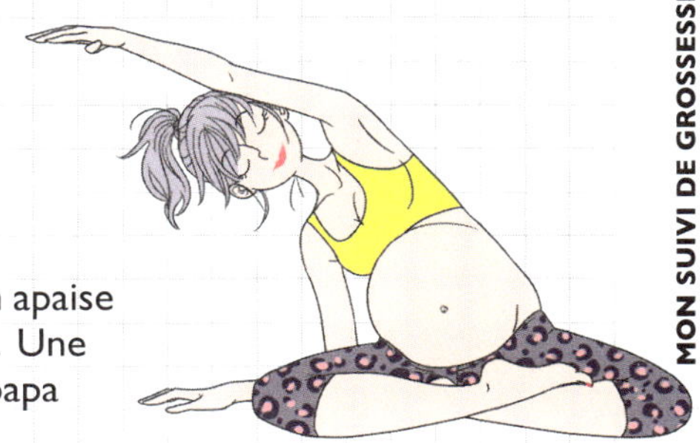

Le pilates prénatal

On travaille son centre (muscles profonds et périnée), on apaise ses maux de dos, on apprend à respirer, on se détend… Une bonne prépa corporelle, mais pas plus ! #dèsleT2 #sanspapa

La méthode Bonapace

Contrôler la douleur par des exos de focalisation, des points d'acupression, des massages par le papa… C'est utile pour le jour J, moins après ! #dès6mois #peupratiquée #parfoisremboursée

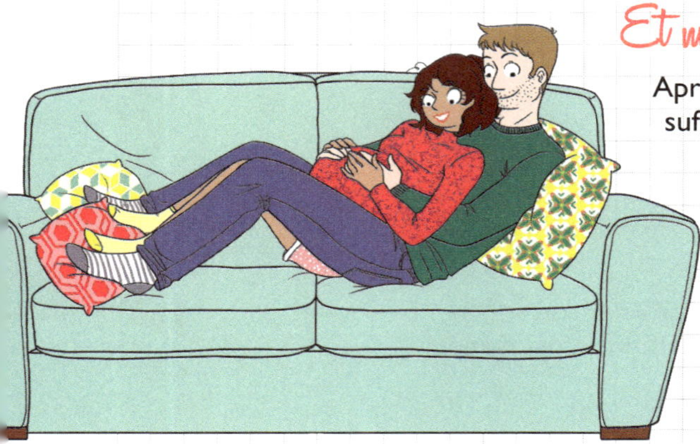

Et maintenant, je me décide !

Après les infos, le choix ! Et pour vous décider, il suffit de répondre à trois questions vraiment très faciles…

1. Est-ce ma première grossesse ?

Il est généralement conseillé d'adopter une préparation qui allie travail corporel et approche théorique, a fortiori pendant une première grossesse. Mieux vaut donc commencer par la préparation classique, quitte à la compléter par une pratique corporelle (yoga, pilates, etc.).

2. Qu'est-ce que je peux faire près de chez moi ?

Pas la peine de vous braquer sur la sophro ou l'hapto s'il n'y a aucun praticien près de chez vous ! Avant de trancher, googlez !

3. Quelles sont mes priorités ?

Si vous avez les connaissances théoriques et l'embarras du choix des praticiens, il est temps de faire le tri. La méthode : sélectionnez parmi les affirmations ci-dessous, les 3 points qui vous importent le plus et valoriser les prépas listées dans votre choix final.

- Je veux avant tout une approche globale et pratique → prépa classique.
- Une prépa, OK, mais avec le papa à mes côtés → prépa classique, haptonomie, Bonapace.
- Je veux favoriser le lien avec mon bébé → haptonomie, chant prénatal, Hypnonatal©.
- Je suis sensible aux pratiques énergétiques → yoga, pilates ou sophrologie prénatals, Hypnonatal©, acupuncture.
- Je veux surtout apprendre à gérer la douleur → Hypnonatal©, sophrologie, prépa classique, Bonapace.
- Je souhaite en priorité me sentir zen, apaiser mes maux → yoga, pilates ou sophrologie prénatals, acupuncture, prépa en piscine, chant prénatal, Bonapace.
- Je veux être remboursée par la Sécu → prépa classique, sophro, acupuncture, Bonapace.

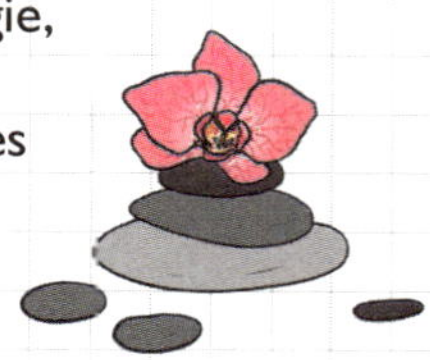

Chapitre 4

Je soigne mes petits maux

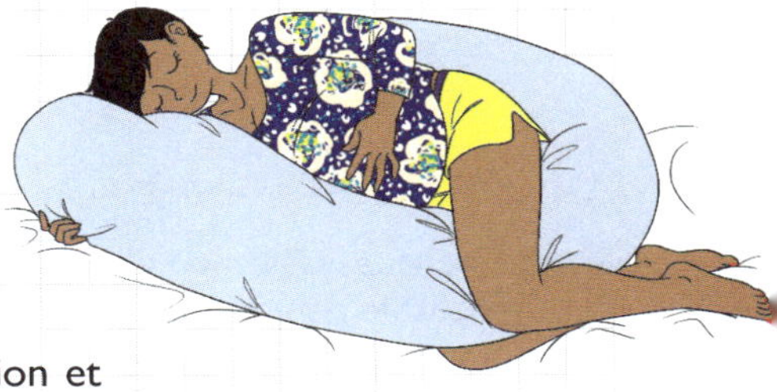

Dos en bouillie, jambes comme des poteaux… Comme toutes les futures mamans, vous risquez d'avoir, dans les semaines à venir, votre lot de petits maux, voire carrément de découragements. Après tout, vous étiez censée vivre la plus belle période de votre vie, et voilà qu'elle se résume (en ce moment du moins) à un long séjour au petit coin afin de gérer les envies pressantes, la constipation et autres délicatesses gastriques ! Mais rassurez-vous : il existe mille et une façons naturelles ET compatibles avec votre grossesse pour vous soulager !

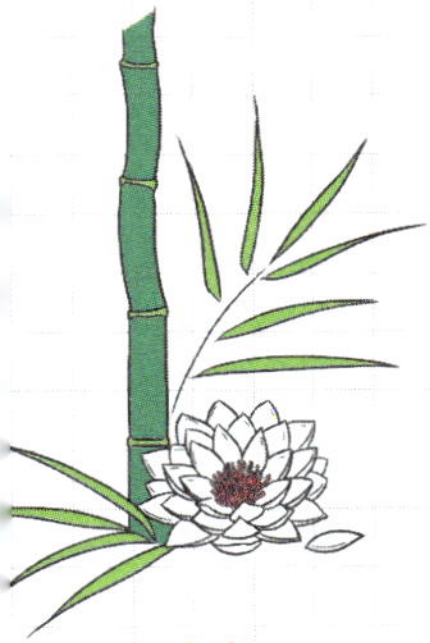

Mon petit poème anti-nausées !

Depuis que vous êtes enceinte, vous vous réveillez avec la fâcheuse impression que votre estomac veut vous quitter ? Pas de panique : comme une future maman sur deux, vous avez des nausées ! Et il suffit d'un acrostiche (ou presque) pour y remédier !

Ne tentez pas le diable au réveil !

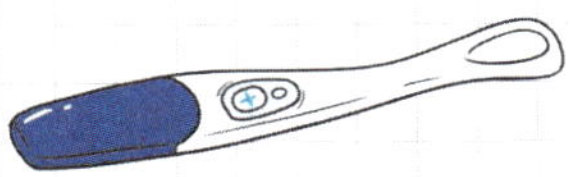

Les nausées ont tendance à être plus fortes au réveil quand l'estomac est vide et que l'organisme est en état d'hypoglycémie. Avant même de vous glisser sous la couette, pensez à vous équiper ! Posez une petite barre de céréales, une biscotte ou un ou deux biscuits peu sucrés sur votre table de chevet, ainsi qu'un thermos de tisane afin de vous caler au réveil. L'alternative (de luxe) : vous faire servir le petit déjeuner au lit !

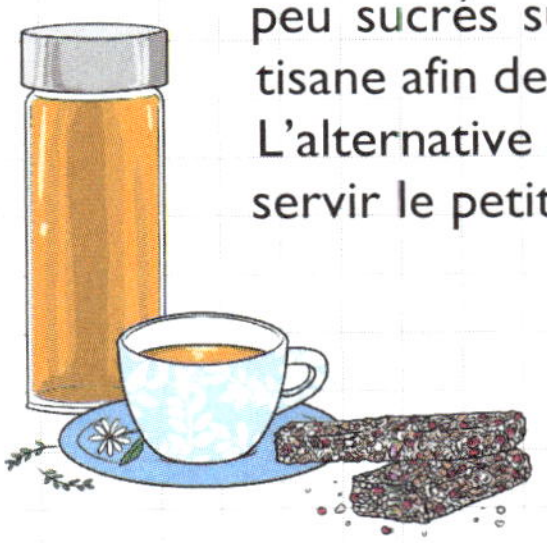

Les nausées : une bonne nouvelle !
Certes, elles sont désagréables, mais les nausées sont un bon signe. Leur origine : la fameuse hormone de grossesse, bêta-HCG pour les intimes. Son taux (et donc les nausées) augmente de la nidation à la 8e semaine après la conception, le temps que la grossesse s'installe. Si vous avez des haut-le-cœur, c'est donc que votre futur bambin prend ses aises ! Souriez (ou essayez, du moins) !

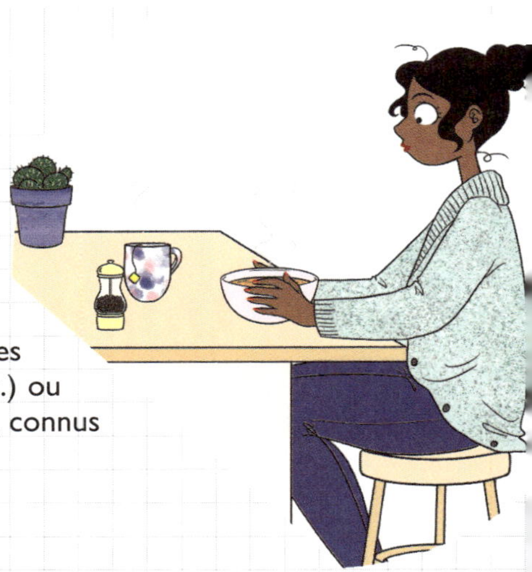

Agencez vos repas autrement !

Pour limiter les nausées, rien de tel que de fragmenter ! Veillez ainsi à passer de 3 repas à 5 ou 6 en-cas… Sans manger plus pour autant ! Mettez au menu environ 2 000 calories par jour (voir p. 53), en favorisant les glucides (pain complet, riz), les aliments anisés (aneth, fenouil, etc.) ou riches en zinc et en vitamine B6 (brocoli, blanc de volaille), connus pour leurs vertus anti-nausées.

Updatez vos convictions sur l'homéopathie !

Si vous pensez qu'homéo rime avec effet placebo, il est temps de revoir votre copie ! En effet, l'homéopathie peut répondre de manière ciblée aux nausées… à condition de consulter votre sage-femme, votre généraliste ou votre pharmacien, qui pourra adapter votre traitement à vos symptômes. Quelques pistes :

- Sepia 9 CH, 5 granules plusieurs fois par jour, en première intention ;
- Ipeca 9 CH, 2 à 4 fois par jour si les nausées s'accompagnent de salivation excessive ;
- Ignatia 9 CH, 1 ou 2 fois par jour si les nausées vont de pair avec des angoisses.

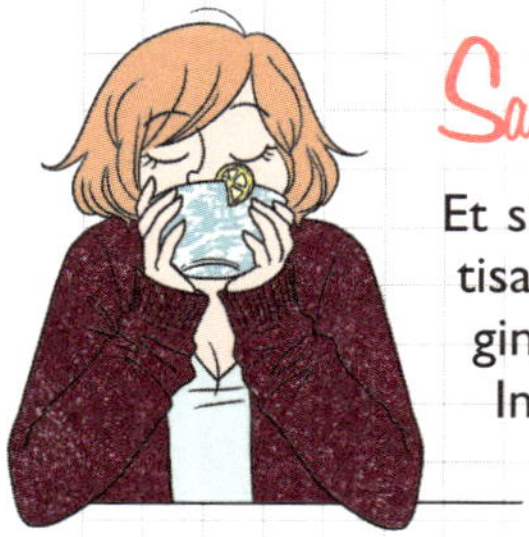

Savourez une tisane !

Et s'il suffisait d'une boisson aux plantes pour vous redonner le sourire ? La tisane qu'il vous faut ? Une infusion à base de feuilles de menthe fraîche, de gingembre râpé et 1 c. à c. de miel ! Vous n'êtes pas fan de boissons chaudes ? Imprégnez un petit mouchoir d'huile essentielle de citron, de bergamote ou d'orange douce et portez-le à vos narines plusieurs fois par jour.

Essayez l'acupuncture

Comme bien des maux, les nausées de la grossesse sont dues, dans la médecine traditionnelle chinoise, à un déséquilibre énergétique, et plus particulièrement une énergie yin accumulée à la défaveur du yang, en retrait. Tentez 1 à 3 séances d'acupuncture… vous devriez être bluffée ! Vous êtes phobique des aiguilles ? Optez pour le reiki !

Esquivez les mauvaises odeurs !

Qui dit grossesse, dit aussi souvent hypersensibilité aux odeurs… et donc haut-le-cœur ! Pendant quelques mois, vous avez donc l'excuse parfaite pour déléguer toutes les corvées trop odorantes à votre homme, en commençant par les poubelles et la cuisine. Et s'il rechigne à se mettre aux fourneaux, reste toujours la solution de manger froid ou de vous faire livrer !

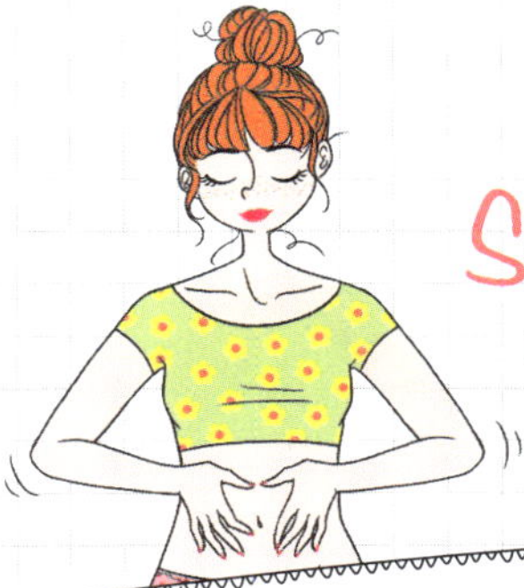

Sollicitez votre mère (ou votre grand-mère) !

Le gingembre (confit, râpé, infusé), le citron (à suçoter en quartiers ou à boire en décoction tiède), le miel au réveil… Les astuces de votre mémé n'ont pas pris une ride. À tenter ! A contrario, veillez à éviter tous les aliments favorisant les nausées. Adieu (pendant quelques semaines) café et aliments frits ou trop épicés !

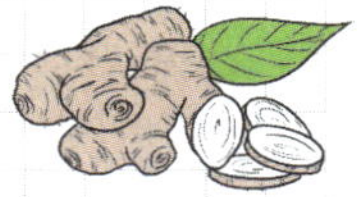

La constipation : une bonne nouvelle aussi ?
Pendant la grossesse, la constipation est due à l'imprégnation hormonale, qui rend les muscles lisses (dont les intestins) moins « performants ». Le positif dans tout ça ? Votre transit ralenti permet à votre bébé d'avoir accès à plus de nutriments !

Une journée pour un transit au top !

Vous n'auriez jamais pensé qu'attendre un bébé pouvait rimer avec être constipée ? Maintenant que la réalité vous a rattrapée, il est temps d'organiser vos journées !

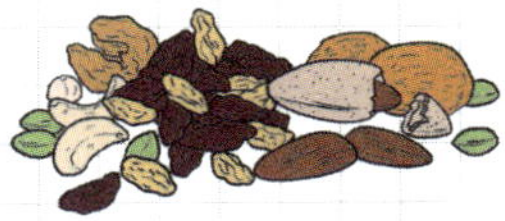

Au réveil : un petit déj' pour transit « obstiné »

Pour rien au monde vous ne vous passeriez de votre petit rituel expresso-croissant du matin ? Il va falloir vous raisonner ! En effet, les féculents blancs, les sucres raffinés et le café favorisent la constipation ! En revanche, craquez (sans abuser) pour les céréales complètes, les amandes, les noix et les fruits secs, et pour un verre de jus de pruneaux ou une orange pressée !

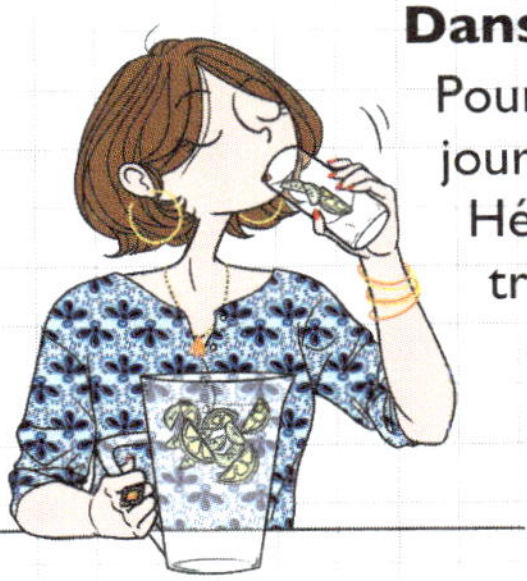

Dans la matinée : je bois, je bouge

Pour éviter les embouteillages gastriques, veillez à boire tout au long de la journée. Ça bouchonne toujours ? Tentez une eau riche en magnésium, type Hépar®, à coupler avec 30 minutes de marche (ou plus) pour relancer votre transit.

Au déjeuner : je mets de l'huile

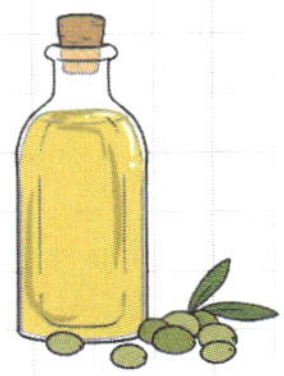

À table, limitez les graisses d'origine animale et faites le plein de légumineuses (lentilles, haricots) et de fibres (légumes verts). Ça ne s'améliore pas ?

- Prenez un verre d'eau tiède et 1 c. à s. d'huile d'olive 15 minutes avant le repas.
- Vous pouvez aussi mélanger, pour le dessert, 1 c. à s. de graines de chia ou de lin moulues, le jus d'un citron et 1 c. à c. de miel avec un yaourt.

Mes petits remèdes homéo contre la constipation :
- Collisonia si elle s'accompagne de ballonnements ;
- Alumina si les selles sont très dures.

Dans l'après-midi (ou le soir) : zen !

Tentez une posture de yoga spécial transit paresseux : la torsion en spirale !

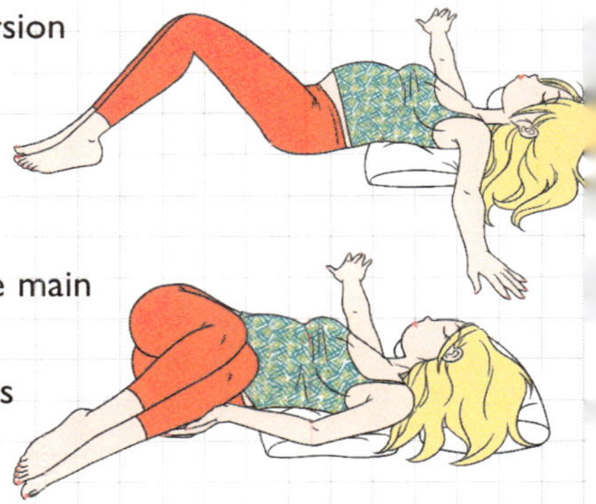

→ Allongez-vous sur le sol, tête et dos calés sur des coussins, genoux fléchis et pieds à terre l'un contre l'autre.

→ En expirant, ramenez les genoux vers la poitrine avant de les basculer vers la droite tout en les soutenant avec votre main droite, le coude au sol. Tournez la tête vers la gauche.

→ Après avoir maintenu la position le temps de quelques respirations, revenez au centre, puis recommencez de l'autre côté.

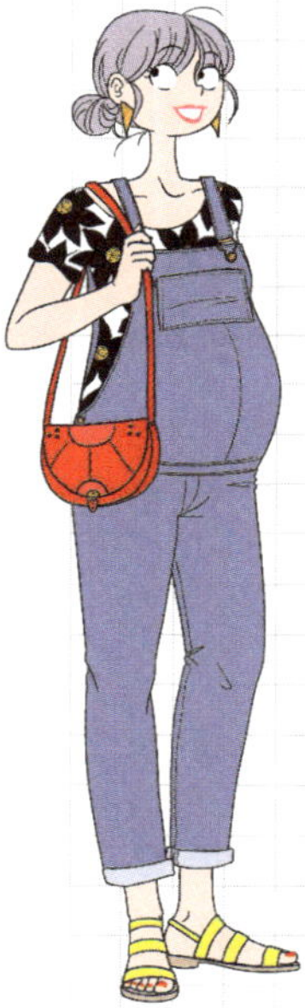

Envie (permanente) de faire pipi : je fais quoi au juste ?

Aussi normales soient-elles, les envies pressantes d'uriner pendant la grossesse sont pénibles, et doivent être surveillées de près… d'où l'importance de détricoter bonnes et mauvaises idées !

Mieux vaut se retenir que fuir : bonne ou mauvaise idée ?

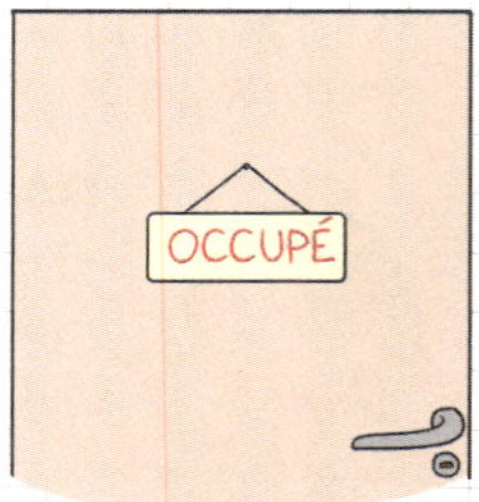

Mauvaise idée

Si vos amies admiraient jusqu'ici votre vessie en béton, il n'est plus question, maintenant que vous êtes enceinte, de faire de la rétention (urinaire) ! En effet, pendant la grossesse, vous êtes plus sujette aux cystites et aux infections vaginales (voir p. 17), qui peuvent favoriser certaines complications. Votre mot d'ordre : aller aux toilettes dès qu'il le faut !

Boire moins pour évacuer moins…

Mauvaise idée !

Pas question de faire une entorse à la règle des 2 litres d'eau par jour parce que votre vessie est capricieuse ! Veillez plutôt à boire par petites gorgées tout au long de la journée pour éviter (en plus) de favoriser les nausées.

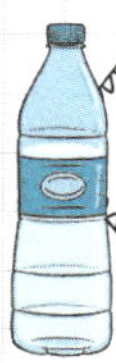

Merci à mon bébé !

Pour une fois, ce n'est pas seulement la faute des hormones ! Les envies fréquentes d'uriner s'expliquent aussi par un assouplissement des muscles du périnée dès le début de la grossesse, puis par le positionnement de l'utérus, qui vient comprimer la vessie. Du coup, plus votre bébé grandit, plus votre vessie est mise à rude épreuve !

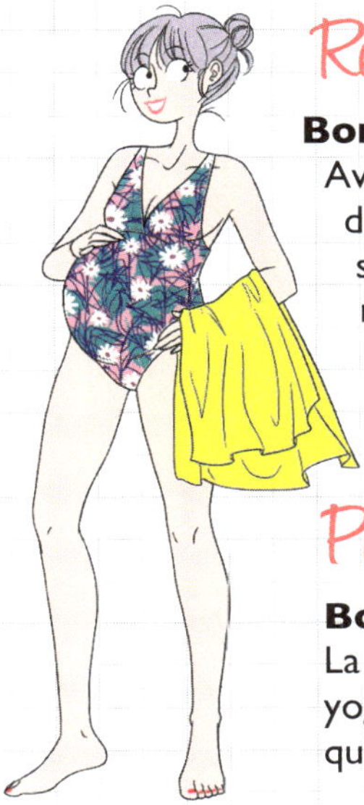

Rééduquer (mon périnée) même si j'attends un bébé…

Bonne idée !

Avec les envies pressantes vient parfois la sensation gênante d'avoir des dessous négligés. Ces fuites urinaires, fréquentes au 3e trimestre, surtout si l'on a déjà eu des enfants, ne doivent pas être négligées, au risque d'empirer après la naissance. Parlez-en à votre sage-femme : elle pourra vous prescrire quelques séances de rééducation périnéale (manuelle).

Piquer une tête…

Bonne idée !

La nage permet de renforcer les muscles du périnée, tout comme le yoga et le pilates prénatals. À privilégier ! A contrario, rangez votre vélo, qui sollicite (trop) fortement la zone !

SOS jambes lourdes !

Pour éviter que vos jambes (trop) lourdes ne viennent peser sur votre moral de future maman, prenez le temps de cocher votre check-list légèreté !

Mais pourquoi est-ce si pénible ?
Les sensations de jambes lourdes, voire de fourmillements, pendant la grossesse s'expliquent avant tout par l'imprégnation hormonale, l'augmentation du volume sanguin et, dans une moindre mesure, par la prise de poids et la rétention d'eau. Sous leur influence, les vaisseaux sanguins se contractent moins bien, le retour veineux est plus laborieux et des varicosités peuvent apparaître…

En prévention…

- Je porte mes bas de compression (classe 2 ou 3, selon mon ordonnance) au quotidien… et jusqu'à 6 semaines après la naissance !
- Je bois au moins 2 litres d'eau par jour.
- Je fais attention (sans culpabiliser) à ma prise de poids.
- J'évite de prendre des bains trop chauds !
- J'investis dans une paire de chaussures à petits talons (2-3 cm), pour activer la circulation.
- Je marche au moins 1 heure par jour.

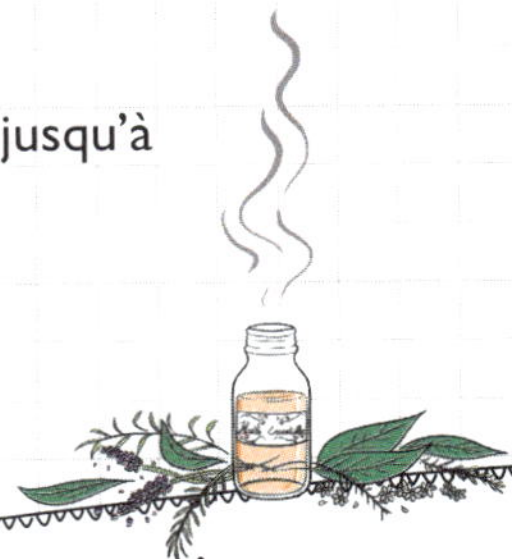

Vite un soin maison !
Mélangez 1 g d'huile essentielle de citron et 1 g d'huile essentielle de lavande avec 60 ml d'huile végétale de calophylle. Tapotez les jambes, de la cheville vers la cuisse.

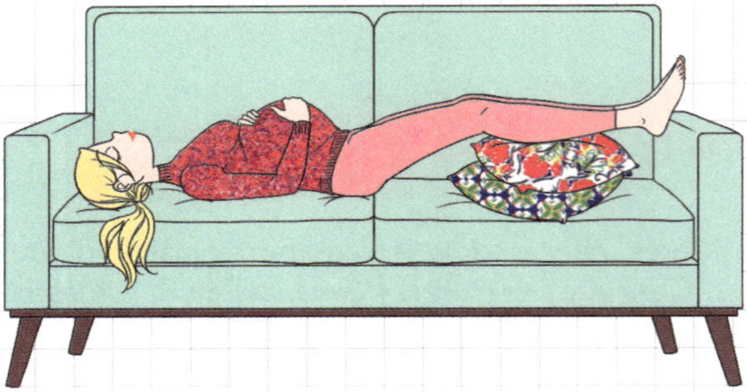

- Je pratique un sport jambes légères une fois par semaine (ou plus) : natation, gym douce, étirements.
- Je surélève mes jambes quand je m'installe au bureau ou au coucher.
- Je prends rendez-vous avec un acupuncteur.

En cas de douleurs…

- Je sirote de l'homéopathie en diluant 10 granules d'HAMAMELIS COMPOSÉ dans une demi-bouteille d'eau (à boire tout au long de la journée).
- Je passe un jet d'eau froide sur mes jambes, du pied vers le genou.
- Je consulte immédiatement si je ressens une douleur persistante au mollet malgré le port des bas, si j'ai de la fièvre et si j'éprouve une sensation de chaleur au niveau de la peau, signes de phlébite.

LA MAISON des MATERNELLES

Les exercices de Karim, coach de la Maison des Maternelles, pour éviter les jambes lourdes

Surélevez les talons : placez-vous debout en face d'un mur, en appui sur vos mains tendues à hauteur d'épaule. Montez et descendez les talons en venant vous mettre sur la pointe des pieds (10 reprises).

Montez et descendez une marche d'escalier en veillant à bien poser toute la plante du pied (10 reprises).

Reflux, vomissements : mes ingrédients magiques !

Voilà déjà quelques semaines que votre estomac brûle, provoquant remontées acides et régurgitations… S'il n'y a pas de sésame pour se débarrasser de ce reflux, quelques ingrédients peuvent s'avérer miraculeux. À vos décoctions !

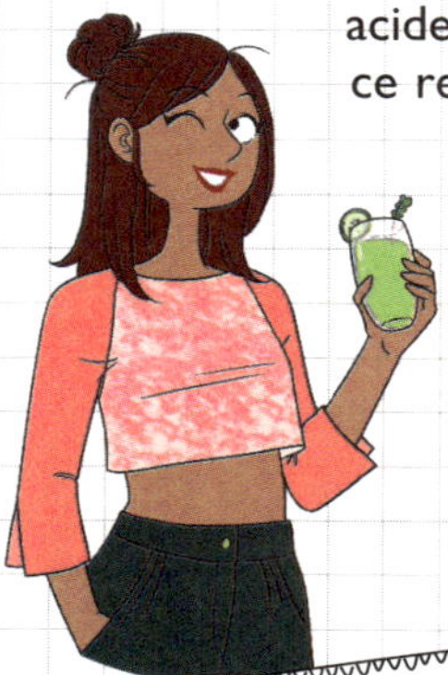

Mes graines

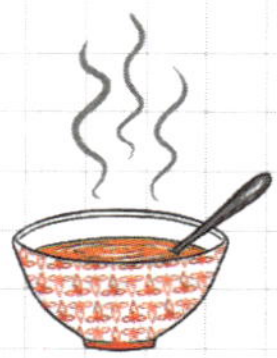

Je garde sous la main… de la cardamome et des clous de girofle, qui permettent de relancer le foie, de limiter les vomissements et les sensations de brûlure.

Comment je les prépare ? Croquez la cardamome ou ajoutez les deux graines dans vos infusions, bouillons et recettes légères.

Pourquoi mon estomac se consume-t-il ?
Avec les hormones de la grossesse, le cardia, sorte de valvule située entre l'estomac et l'œsophage, perd en tonus et n'empêche plus aussi bien les remontées acides. Ressenti parfois dès le tout début de la grossesse, ce reflux tend à augmenter au dernier trimestre, quand le bébé grandit et comprime l'estomac.

Mes racines

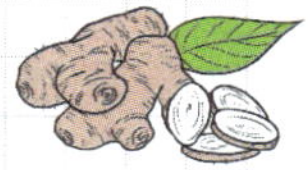

Je garde sous la main… du gingembre sous toutes ses formes ! Prisé pour ses vertus anti-nauséeuses, il facilite aussi la digestion en favorisant la sécrétion biliaire.

Comment je le prépare ? Confit, râpé, en sauce… comme vous le préférez ! En panne d'inspiration ? Mettez simplement 2 rondelles de gingembre, 2 rondelles de citron et 1 c. à c. de miel dans 1 litre d'eau, mélangez et sirotez au cours de la journée !

Mes herbes

Je garde sous la main… des feuilles de mélisse, de menthe poivrée, de verveine odorante et de basilic, idéales contre les vomissements.

Comment je les prépare ? Faites infuser 1 c. à s. de feuilles mélangées dans 50 cl d'eau bouillante pendant 10 minutes, ajoutez 1 c. à c. de gingembre râpé et savourez !

Les autres formules gagnantes contre le reflux

→ **L'homéopathie, et notamment…**

ROBINIA 5 CH, 5 granules 10 minutes avant chaque repas en première instance.

ARGENTUM NITRICUM, 5 granules 2 fois par jour si le reflux s'accompagne d'angoisse.

→ **Les bons réflexes, comme…**

Fragmenter les repas et manger LENTEMENT !

Limiter les plats trop riches, copieux ou épicés.

Dormir en position semi-allongée.

Éviter le stress.

→ **… et l'acupuncture, évidemment !**

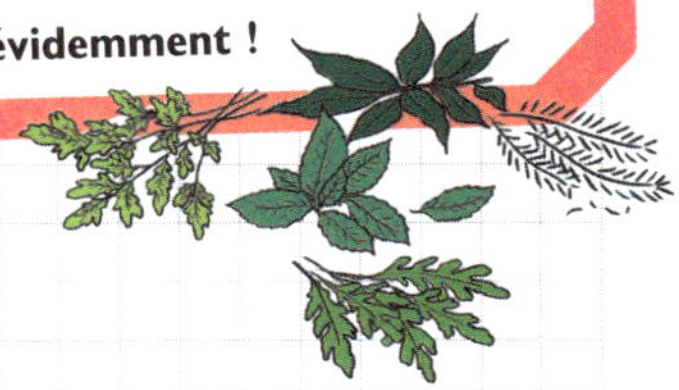

Mes 3 exercices anti-maux de dos

Vous avez le dos en miettes ? S'il va sûrement falloir attendre la naissance pour retrouver votre échine de jeune fille. Karim, coach sportif de la Maison des Maternelles, a plus d'un tour dans son sac (ou plutôt sur son ballon) pour apaiser vos petites et grandes douleurs. Roulez jeune fille !

1. Les bascules de bassin

À tenter si… vous avez mal dans le bas du dos, au niveau des lombaires.

Comment faire ? Asseyez-vous le dos bien droit sur votre ballon, les jambes légèrement écartées et les pieds bien à plat au sol. Posez vos mains en appui sur vos genoux ou, si vous vous sentez plus à l'aise, sur le ballon.

Commencez les rétroversions du bassin en réalisant des petits mouvements de l'avant vers l'arrière. Renouvelez le mouvement à volonté.

L'option : faites des petits mouvements de bassin en cercle.

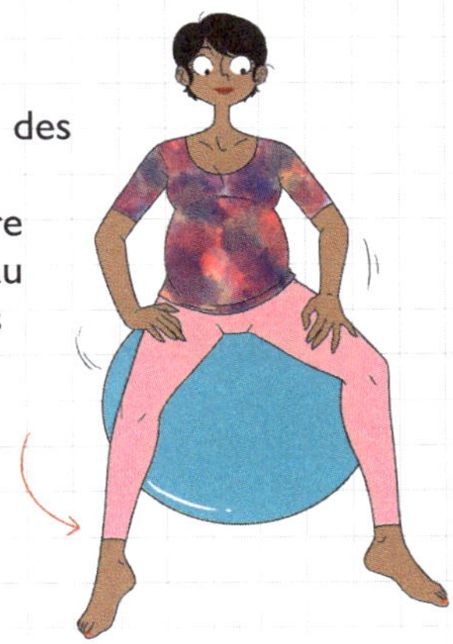

Les lombalgies, ce n'est malheureusement pas fini !
Les douleurs lombaires surviennent en général à compter du 2e trimestre de grossesse, avant de s'accentuer ! Au fur et à mesure que votre bébé grossit et que vous prenez du poids, tout votre corps évolue. Votre centre de gravité bascule vers l'avant tandis que votre tronc part plutôt en arrière… ce qui finit par accentuer votre cambrure ! Ajoutez à cela le stress et l'emplacement (pas toujours bien choisi) de la tête du bébé, et vous comprendrez aisément pourquoi vous en avez plein le dos !

2. La posture du chat

À tenter si… vous avez des tensions dans la partie supérieure du dos, au niveau des muscles rhomboïdes, entre les omoplates.
Comment faire ? Agenouillez-vous derrière le ballon et venez y poser vos bras croisés. Placez ensuite votre front en appui sur vos bras, regard vers le sol. Commencez l'exercice en poussant légèrement vos coudes vers l'avant avant de revenir dans la position initiale.
L'option : placez les mains à plat sur le haut du ballon, bras tendus. Poussez le ballon vers l'avant avec les mains jusqu'à ressentir un étirement au milieu du dos, puis faites des petits mouvements de bascule avec le ballon de droite à gauche.

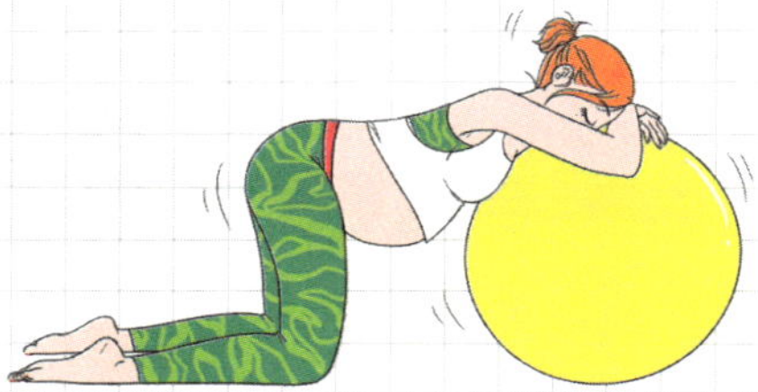

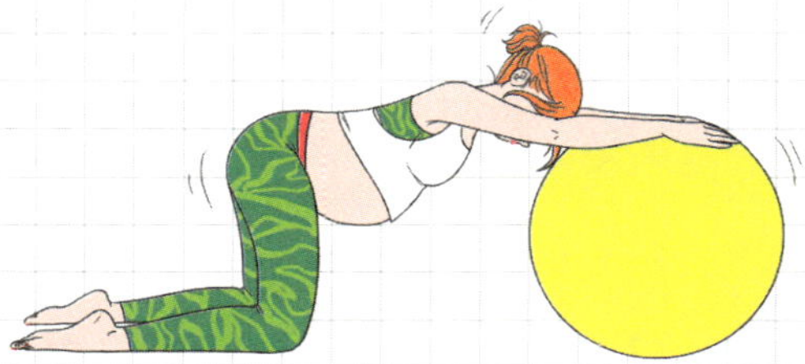

3. L'automassage

À tenter si… vous avez juste envie de vous faire du bien !
Comment faire ? Calez le ballon entre un mur et votre dos. Placez-vous debout, jambes légèrement fléchies, bien en appui contre le ballon. Pliez lentement les genoux pour faire descendre le ballon le long de votre dos, puis remontez.

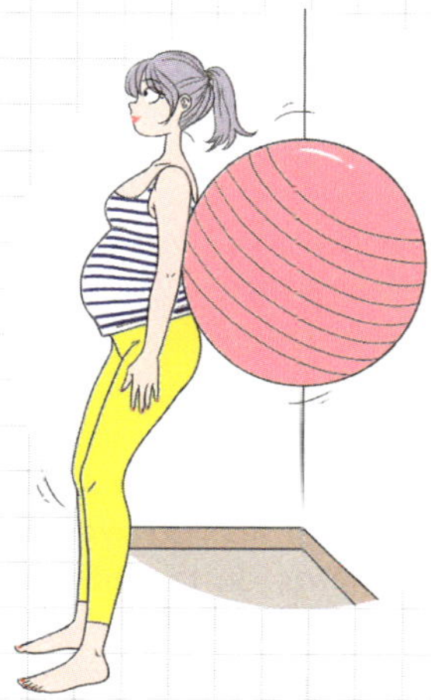

Mon diagnostic peau

Vous vous attendiez à avoir enfin une peau rayonnante ? Vos hormones en ont peut-être décidé autrement ! Mais c'était sans compter sur vos remèdes naturels ultra-ciblés !

Je craque

Mais pourquoi…

Sous l'effet des hormones et de la prise de poids, les fibres du derme se distendent et craquent. Les vergetures, ces stries blanches ou violacées tant redoutées, apparaissent.

Les pistes de traitement

En plus de l'application d'un soin local, demandez à votre herboriste de préparer une tisane phyto à base de *Centella asiatica* (hydrocotile indien) et de feuilles d'ortie. Faites infuser 3 c. à s. du mélange dans 1 litre d'eau bouillante et consommez régulièrement. Mais attention, ce n'est pas une potion miracle !

> LA MAISON des MATERNELLES
>
> **Les conseils de la Maison des Maternelles pour un bon massage anti-vergetures**
>
> Commencez par appliquer votre soin par des mouvements circulaires de la cuisse vers la hanche avant de faire pénétrer l'huile avec la pulpe des doigts.
>
> Ensuite, remontez des hanches vers le bord supérieur des fesses avant de passer au ventre, en réalisant de grands mouvements dans le sens des aiguilles d'une montre.
>
> Enfin, appliquez votre soin en dessous puis au-dessus des seins, de l'extérieur vers l'intérieur (sauf au dernier trimestre).

Ma check-list pour une peau nette

- Assouplir ma peau au quotidien en me massant (voir encadrés ci-dessus et ci-dessous).
- Manger autrement : privilégier les bonnes graisses (huiles d'olive, de colza et de lin), les oléagineuses (noix, amandes) et les aliments riches en vitamines B (germe de blé), A et E (beurre, épinards, œufs…).

> **Ma recette bio : un soin anti-vergetures**
>
> Placez 50 ml de gel d'*Aloe vera* pur dans un petit pot désinfecté et incorporez progressivement 50 ml d'huile d'amande douce bio. À appliquer 2 fois par jour !

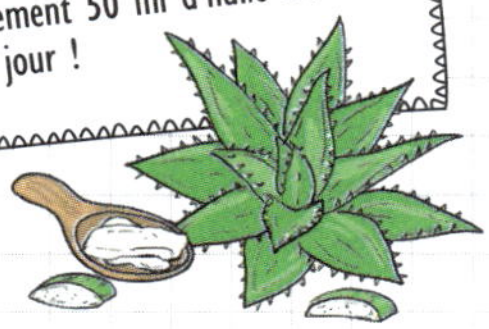

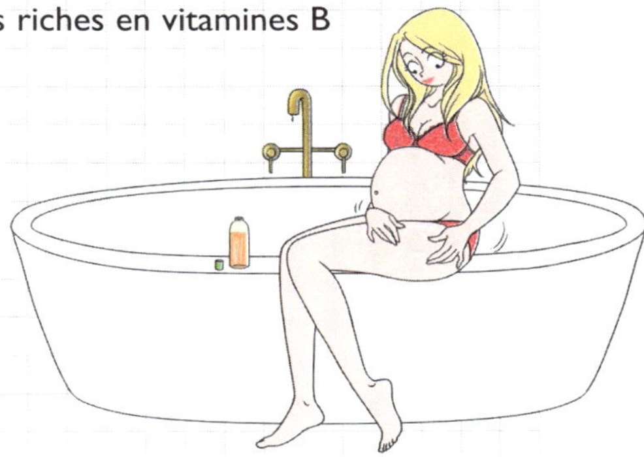

Je bourgeonne

Mais pourquoi…

Mauvaise nouvelle : l'imprégnation hormonale de la grossesse favorise le retour de l'acné chez certaines futures mamans. Bonne nouvelle : vers 6 mois, l'équilibre hormonal évolue, et vous devriez retrouver une peau de pêche.

Les pistes de traitement

- En homéopathie : Kalium bromatum 9 ch, 5 granules 3 fois par jour en période de crise d'acné.
- Le zinc par voie orale, compatible avec la grossesse, mais à prendre sur les conseils de votre praticien.

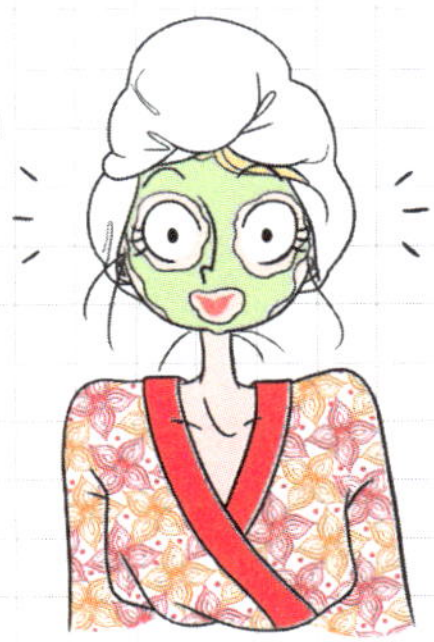

> **Ma recette bio : le masque à l'argile**
>
> Mélangez 2 c. à s. d'argile verte montmorillonite, ½ c. à c. de poudre de bardane et un peu d'eau afin d'obtenir une pâte souple. Appliquez quelques minutes sur la peau, une fois par semaine.

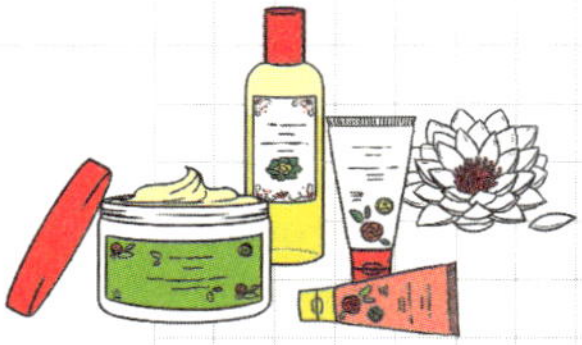

Ma check-list pour une peau nette

- Oublier le chocolat et les graisses industrielles au profit des huiles d'olive et de colza, et des aliments très colorés, comme les carottes ou les haricots (anti-inflammatoires naturels).
- Éviter l'exposition au soleil.

Je gratte

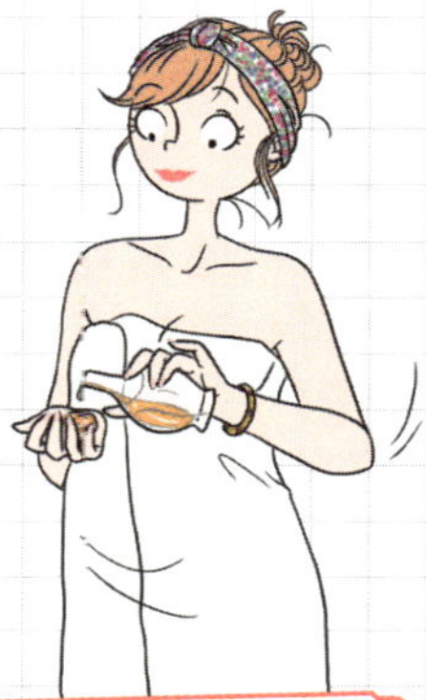

Mais pourquoi…

Si vous vous grattez le ventre, les bras et les jambes, vous êtes sûrement sujette au prurit de grossesse, une affection dermatologique bénigne qui se manifeste souvent à partir du 2e trimestre sous l'effet du taux élevé de progestérone.

Les pistes de traitement

En homéopathie, Urtica urens 5 ch, 5 granules 2 ou 3 fois par jour, pourra soulager vos démangeaisons. Mais avant tout, consultez !

Ma check-list pour une peau nette

- Privilégier des produits de beauté bio, neutres, sans parfum et sans alcool.
- Porter du coton.
- Éviter de changer de lessive et fuir les nouveautés cosmétiques !

Ma recette bio : le cocktail d'eaux florales
Mélangez à parts égales des eaux florales de camomille, de lavande et de géranium dans un flacon préalablement désinfecté. Appliquez sur les zones qui démangent avec un coton.

Je tache

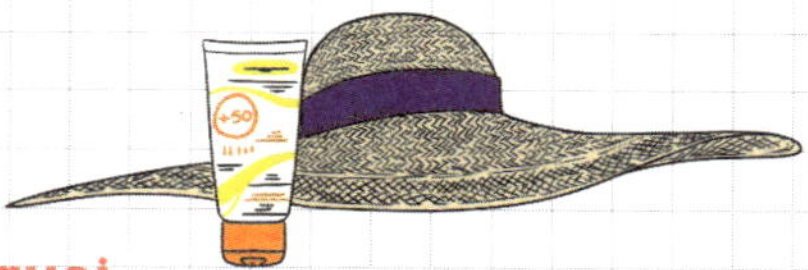

Mais pourquoi…

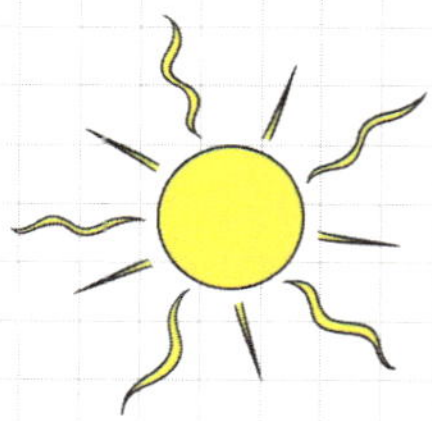

Les hormones et l'exposition au soleil boostent la production de mélanine, les pigments responsables de la coloration de la peau. Résultat : dès la fin du 1er trimestre, des petites taches peuvent apparaître sur votre visage. C'est le masque de grossesse, ou chloasma, qui malheureusement ne se traite pas !

Mes pistes de traitement

En homéopathie, Sepia 9 ch, 5 granules par jour pendant 1 mois si les taches sont plutôt jaunes, centrées autour du nez et de la bouche.

Ma check-list pour une peau nette

- Éviter le soleil comme la peste : porter un chapeau, appliquer une protection solaire SPF 50 ou plus.
- Faire le plein de vitamines C et B9 pour inhiber la mélanine et prévenir le chloasma. Au menu : des poivrons (crus), des herbes aromatiques (surtout le persil), le cassis, le kiwi, les agrumes…

3 règles d'or pour bichonner mes ligaments

Jamais vous n'auriez pensé devoir leur prêter de l'attention… Et pourtant, vos ligaments risquent bien de vous titiller plus que de raison. C'est le moment de les choyer !

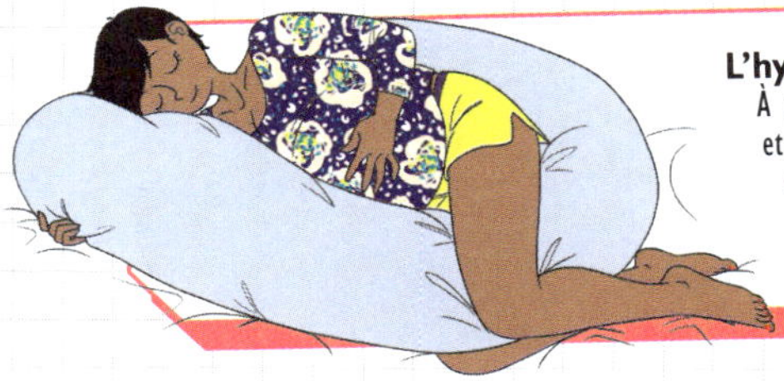

L'hyperlaxité ligamentaire : quèsaco ?

À partir du 2e trimestre, les ligaments des articulations et les tissus de la zone pelvienne et abdominale se relâchent sous l'influence d'une hormone : la relaxine. Physiologique, cette « détente » permet au bébé de prendre ses aises et au corps de se préparer à l'accouchement. En revanche, elle vient aussi avec des douleurs, parfois intenses, au dos et aux hanches, des pesanteurs au niveau du pubis, etc.

1. Je n'en fais ni trop ni pas assez !

Les douleurs ligamentaires peuvent être favorisées par des efforts trop intenses et des stations immobiles prolongées. Veillez donc à bouger, sans en rajouter ! Et, pour passer une nuit tranquille, n'oubliez pas de vous caler : un coussin sous le ventre et un entre les jambes !

2. Je n'oublie pas de me gâter !

Vos journées sont musclées ? Pensez à vous équiper ! Faites-vous prescrire une ceinture de grossesse (Physiomat) et enfilez des chaussures à petits talons (2-3 cm) sans tarder. Tentez aussi quelques séances chez le kiné, l'ostéo et/ou l'acupuncteur !

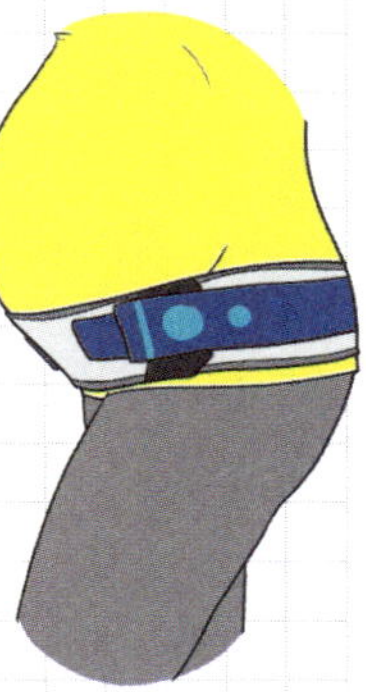

LA MAISON des MATERNELLES

Les conseils de Karim, coach de la Maison des Maternelles : 2 postures pour soulager la sciatique

Le héros : en partant de la position à genoux, avancez une jambe en demi-fente (le genou fait un angle droit au-dessus du tapis), placez une main sur le genou replié et tenez-vous bien droite pendant quelques secondes.

Le pigeon : en partant de la même position, croisez une jambe devant vous (le genou, le tibia, le pied au sol) et placez vos mains en appui devant vous comme si vous vouliez vous mettre à quatre pattes. Ensuite, tendez l'autre jambe vers l'arrière, jusqu'à ressentir un étirement dans la fesse.

3. Je tente l'homéo pour m'apaiser !

Si votre praticien peut vous prescrire du magnésium ou des vitamines B6 ou B12, l'homéo peut aussi faire son effet :

- Ruta graveolens 9 CH en cas de douleurs dans le bassin ;
- Arnica 9 CH en cas de sensations de courbatures en position assise prolongée ;
- Kalium carbonicum 15 CH, si vous avez le dos très cambré.

Mais pourquoi suis-je tellement gonflée ?

VRAI / FAUX

Vos chevilles ont disparu ? Vos bagues ne vous vont plus ? Il y a fort à parier que vous avez des œdèmes ! Commune pendant la grossesse, cette tendance à faire de la rétention d'eau doit toutefois être surveillée de près… D'où l'intérêt d'en finir avec les idées reçues !

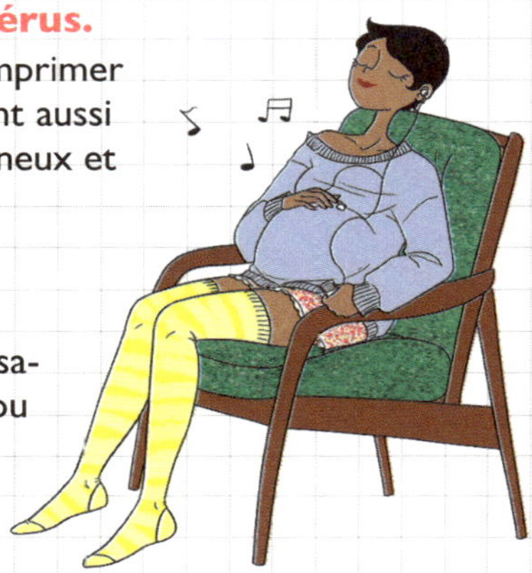

Les œdèmes sont dus au positionnement de l'utérus.

Vrai, mais… Au cours de la grossesse, l'utérus peut comprimer la veine cave et favoriser les œdèmes, mais ces derniers sont aussi dus à l'augmentation du débit sanguin, au mauvais retour veineux et à la prise de poids.

Les œdèmes se traduisent uniquement par une apparence gonflée.

Faux Les œdèmes peuvent aussi être à l'origine d'une sensation d'oreille ou de nez bouché (la rhinite de grossesse) ou encore de fourmillements au bout des doigts. C'est le syndrome du canal carpien !

Les œdèmes sont toujours anodins.

Faux Si les œdèmes apparaissent subitement (en une nuit), ils peuvent être le signe d'une pathologie parfois grave : la pré-éclampsie. Mais pas de panique : ils doivent être associés à de l'hypertension et à la présence de protéines dans les urines, que votre praticien pourra facilement dépister.

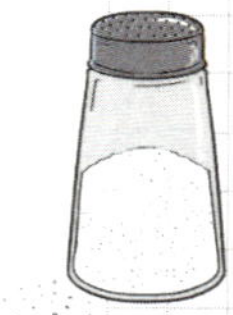

Si j'ai des œdèmes, je range ma salière !

Vrai Une alimentation trop salée peut favoriser la rétention d'eau. À éviter : le sel, évidemment, mais aussi les eaux riches en sodium, type St-Yorre.

Je peux paraître moins gonflée en faisant la sieste.

Vrai La station allongée, si possible sur le côté gauche pour dégager la veine cave, permet d'atténuer les œdèmes. Toutefois, ceux-ci ne disparaîtront vraiment que quelques heures après l'accouchement !

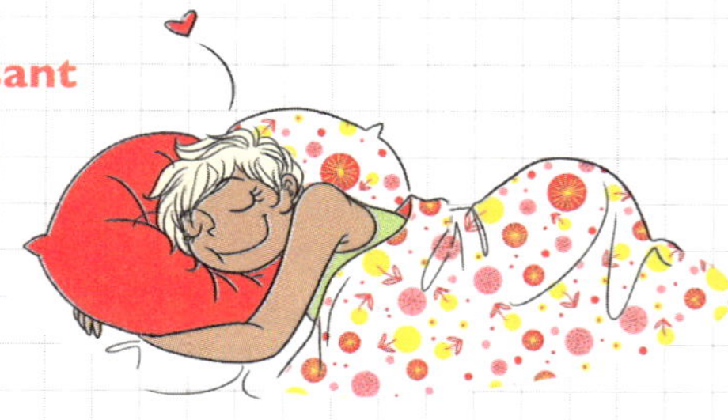

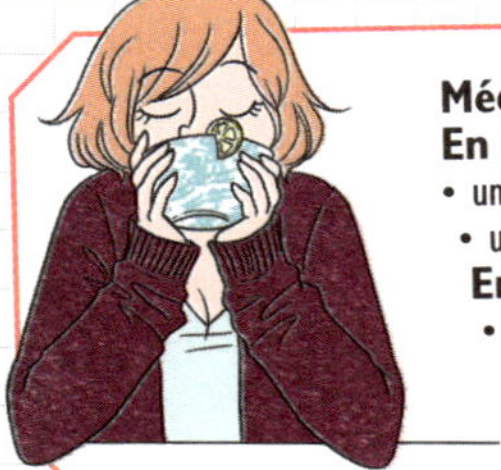

Médecines douces : mes solutions contre les œdèmes !

En phytothérapie :
- une cure de 1 ou 2 gélules de 300 mg de feuille de cassis matin et soir.
- une tisane à base de plantes entières de chrysanthellum, de feuilles d'orthosiphon et de bouleau.

En homéopathie :
- Hamamelis composé, 5 granules le matin, pour améliorer la circulation.
- Vipera 5 ou 9 ch, 5 granules 1 fois par jour si les jambes sont gonflées en fin de journée.

Et aussi : quelques séances d'acupuncture ou de drainage lymphatique chez le kiné.

Chapitre 5

Mon bien-être

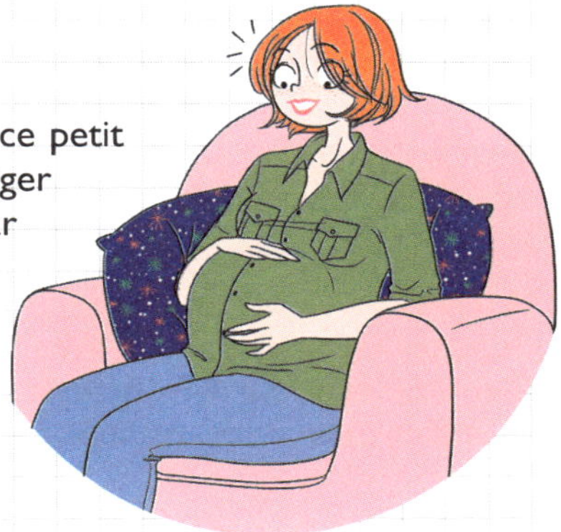

Certes, la grossesse est le moment parfait pour bichonner ce petit être qui grandit en vous, mais pas question de vous négliger pour autant : il faut penser à vous ! Pour cela, commencez par vous détendre, notamment au moment des repas. Oui, la grossesse vient avec ses interdits et ses consignes, mais, une fois que vous aurez identifié les aliments à éviter et à privilégier, vous gérerez comme une pro ! N'oubliez pas aussi de rester active… Et vous devriez vivre une grossesse pleine d'allégresse !

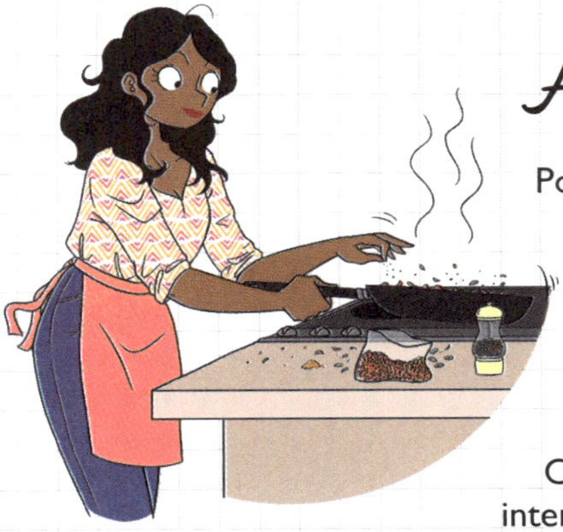

Alimentation : j'y ai droit ou pas ?

Pour ne pas vous arracher les cheveux à l'heure des repas, croquez cet abécédaire alimentaire à pleines dents !

A comme abats

J'en mange ? Oui, avec modération !

Contrairement aux idées reçues, les abats ne sont pas interdits pendant la grossesse. Au contraire, riches en fer et en vitamine B9 (les fameux folates, qui permettent de limiter certaines malformations), ils apportent des nutriments essentiels à votre équilibre de future maman. Toutefois, certains d'entre eux seraient susceptibles de contenir des traces (infimes) de cadmium, un métal lourd à éviter pendant la grossesse (voir p. 22).

À croquer (aussi) pour faire le plein d'acide folique : les épinards, le cresson, la chicorée, le melon, les noix, les amandes, etc.

À limiter : le foie, les rognons.

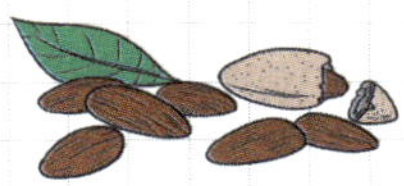

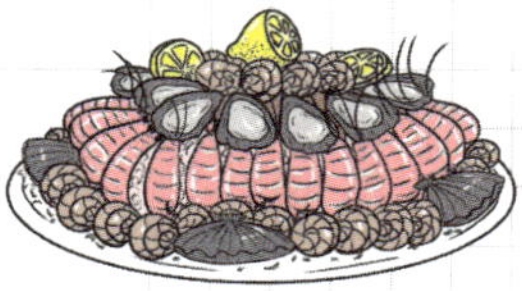

C comme coquillages

J'en mange ? Oui, mais pas n'importe comment !

Riches en iode, qui participe au bon développement du cerveau de votre bébé, les coquillages peuvent tout à fait être dégustés pendant votre grossesse. Votre seul impératif : être certaine de leur fraîcheur et les manger cuits, pour éviter les risques de salmonellose (voir p. 19).

À déguster pour un bain (de bouche) iodé : les moules, les bulots et les coques, mais aussi les produits laitiers, les œufs et le sel iodé.

D comme dinde

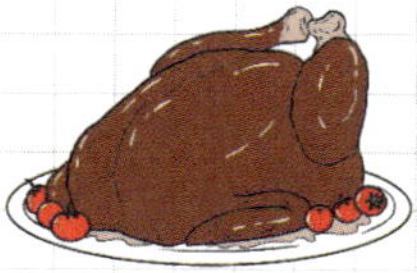

J'en mange ? Oh yes !

Peu grasses, riches en protéines et en fer, cale-faim, les viandes blanches ont tout pour elles. À déguster bien cuites pour éviter les risques de toxoplasmose, et dans des doses raisonnables (entre 80 et 100 g par portion) !

À mitonner sans hésitation : la dinde, le poulet, le veau, le lapin…

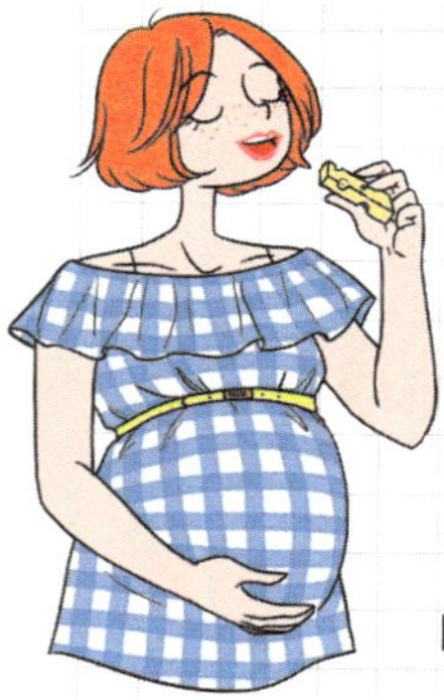

E comme emmental

J'en mange ? Oui, mais raisonnablement !

Le calcium participe à la formation du squelette de votre tout petit… Et justement, les fromages en regorgent ! Le hic : certains favorisent les risques de listériose. Privilégiez donc les fromages à pâte cuite ou fondue, à base de lait pasteurisé, à tartiner ou frais !

À picorer (sans la croûte) : le cheddar, l'édam, l'emmental, le gouda, le gruyère, le parmesan, le pecorino, la feta, le mascarpone, la mozzarella au lait pasteurisé, la ricotta, etc.

F comme fumé

J'en mange ? Non !

Les viandes et les poissons fumés augmentent les risquent d'infection par la listeria. Bye-bye pendant 9 mois !

À oublier aussi : le tarama, le surimi, tous les produits à base de lait cru…

G comme gibier

J'en mange ? Non, je m'en passe !

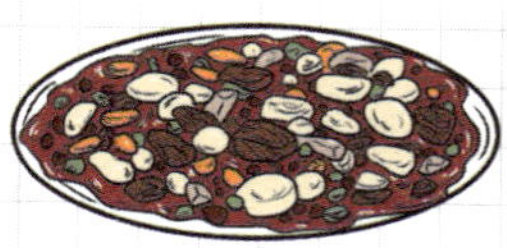

Non seulement il est difficile de garantir sa traçabilité, mais la viande de gibier est en général préparée en marinade, ce qui favorise la toxoplasmose.

À bouder : le sanglier, le chevreuil, le lapin de garenne, etc.

H comme hareng

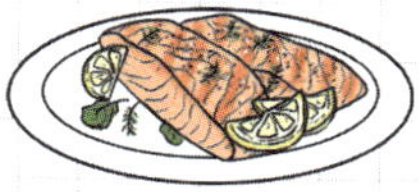

J'en mange ? Oh oui !

En vous apportant de la vitamine D (qui favorise l'absorption du calcium), de l'iode et des acides gras essentiels, les poissons gras sont à savourer frais (et cuits), surgelés ou en conserve, 1 ou 2 fois par semaine. En revanche, fini les sushis, qui peuvent être contaminés par certaines bactéries.

À cuisiner aussi : le saumon, la sardine, le maquereau…

J comme jambon

J'en mange ? Oui et non !

Tout dépend du jambon ! Les jambons fumés ou crus sont déconseillés, risque de toxoplasmose oblige ! En revanche, dès lors qu'il est cuit, le jambon constitue une excellente source de protéines. Tentée ? Optez pour les produits sous vide, pas à la coupe !

À croquer : le jambon blanc, la mortadelle, le jambon de dinde, de poulet.

À déserter : le jambon serrano, de Bayonne, de Parme, la coppa, etc.

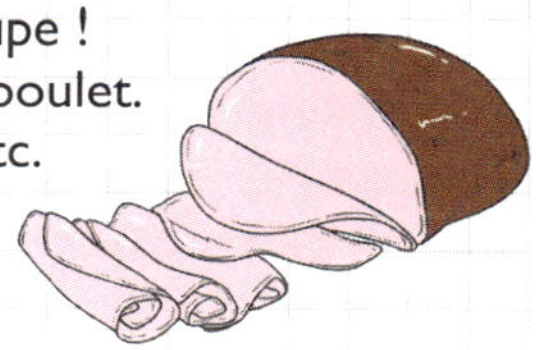

K comme kiwi

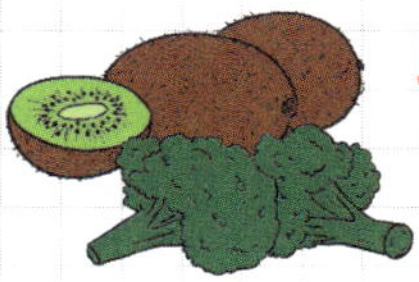

J'en mange ? Oh oui !

Les fruits et les légumes forts en vitamine C permettent une meilleure absorption du fer d'origine végétale. À déguster sans modération, ou presque !

À redécouvrir pour faire le plein de vitamines : la goyave, le persil frais, le brocoli, les litchis, les agrumes et les choux de Bruxelles !

L comme lentilles

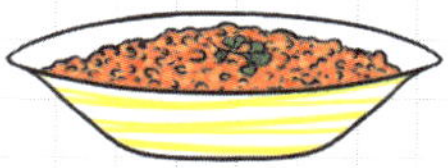

J'en mange ? Oui, les yeux fermés !

Les légumes secs (ou légumineuses) constituent un bon apport de fer non héminique (d'origine végétale). Redonnez-leur une chance !

À préparer : les lentilles, les pois chiches, les haricots secs, les épinards, les haricots cocos, le germe de blé, etc.

O comme oeufs

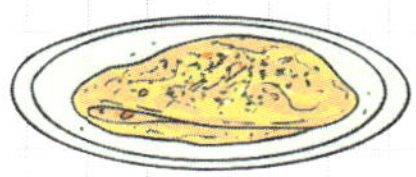

J'en mange ? Oui, mais avec prudence !

Des vitamines (A, E, D, B9, B12), du fer, de l'iode, du zinc… Sur le papier, l'œuf a tout bon pour vous et votre petit poussin. Pourtant, cru, il peut être contaminé par des salmonelles.

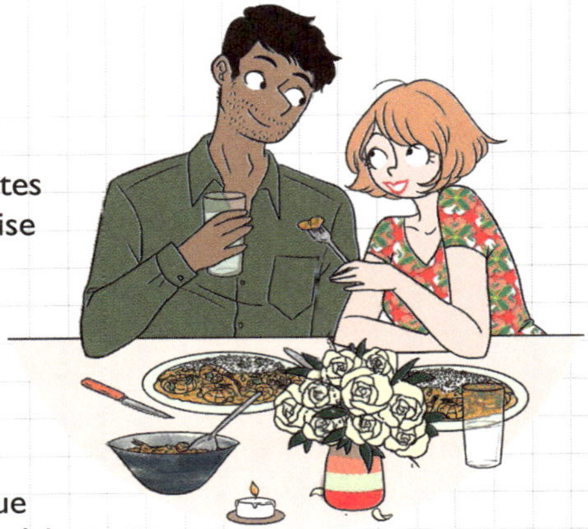

À adopter : les œufs durs, les omelettes bien cuites.
À renier : les œufs à la coque, mollets, sur le plat et toutes les préparations à base d'œuf cru (mousses et mayonnaise maison).

P comme pâté

J'en mange ? Niet !

Non seulement ils ne font pas rêver d'un point de vue nutritionnel, mais les pâtés et autres charcuteries à la coupe peuvent aussi être contaminés par la listeria.

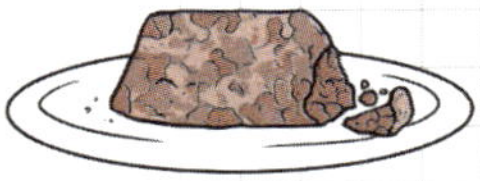

À zapper : les rillettes, le foie gras et tous les produits en gelée.

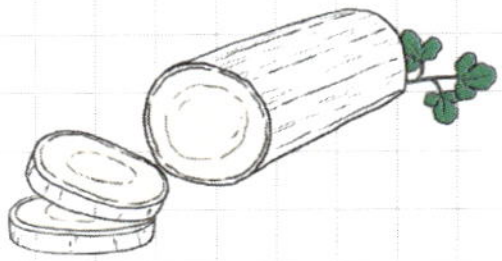

R comme roquefort

J'en mange ? Aucune chance !

Vous adorez les fromages odorants ? Vous allez devoir vous vouer à d'autres saints ! En effet, les fromages au lait cru, à croûte fleurie ou lavée et à pâte persillée favorisent la prolifération bactérienne.
Faire le deuil : du brie, du camembert, du coulommiers, du roquefort, du bleu d'Auvergne, du crottin de chèvre, du mont-d'or, etc.

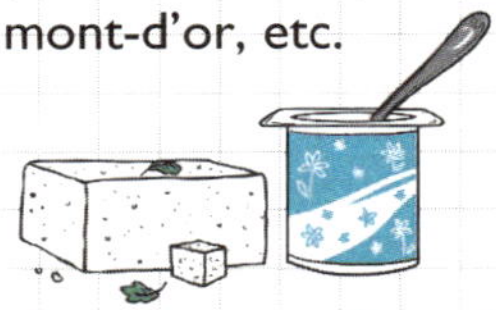

S comme soja

J'en mange ? Oui, mais avec parcimonie !

Les phyto-œstrogènes contenus dans le soja pourraient perturber votre système hormonal et celui de votre bébé. La règle : un produit à base de soja par jour, pas plus.
À limiter : les yaourts, les steaks et le lait de soja, le tofu, etc.
À éradiquer : les graines germées crues, qui peuvent être contaminées par des bactéries.

T comme thon

J'en mange ? Bof !

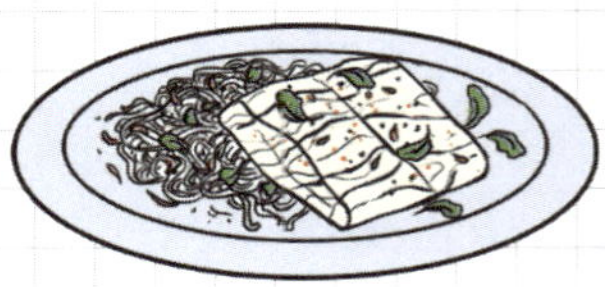

Il est souvent conseillé d'éviter certains poissons (prédateurs et poissons d'eau profonde) au vu des risques de contamination aux métaux lourds. Vous avez craqué ? Pas de panique, une consommation isolée est sans danger !
À limiter : l'anguille, la lotte, le bar, le flétan, la dorade, la raie, le thon, etc.
À éviter : l'espadon, le marlin, le siki, le requin et la lamproie.

Mes repas équilibrés !

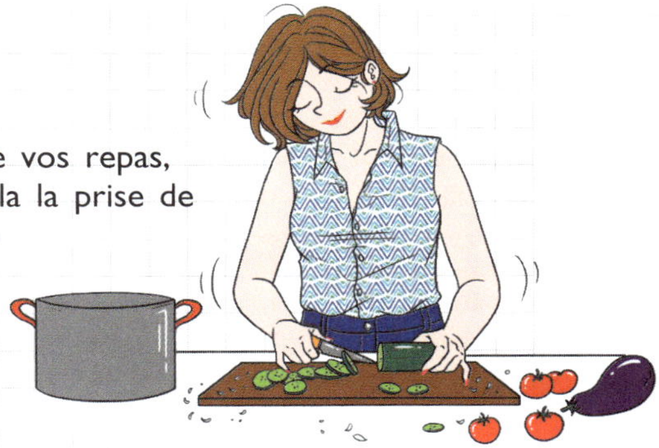

Entre les aliments à privilégier et ceux à soustraire de vos repas, l'équation vous semblait déjà insoluble… Ajoutez à cela la prise de poids à limiter, les repas à diviser, les bons apports nutritionnels à multiplier, et vous allez regretter de ne pas avoir gagné la médaille Fields avant de tomber enceinte. Heureusement, voici 3 nombres clés pour vous accompagner.

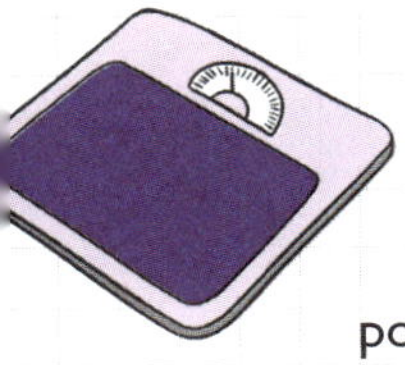

De 9 à 12 kilos en plus

Pour éviter les complications durant la grossesse (diabète gestationnel, etc.) et faciliter la perte de poids après la naissance, il est conseillé de limiter la prise de poids entre 9 et 12 kilos. Vous pensez enfin pouvoir vous lâcher sur les goûters ? Détrompez-vous ! Ce poids doit se répartir entre votre petit occupant, ses annexes (placenta, amnios, etc.) – soit, en fin de grossesse, environ 7 kilos – et vous. Résultat : il ne vous reste plus que 3 à 4 kilos à prendre pour constituer la petite réserve normale de la grossesse. Et, en 9 mois, cela peut aller très vite !

2 000 kcal pour commencer

Contrairement au dicton de mamie, on ne mange pas pour deux pendant la grossesse ! Et même si vous avez droit à un petit bonus, il reste léger ! S'ajoutent ainsi à vos 2 000 kcal journalières recommandées :

- 70 kcal par jour au 1er trimestre, soit 2 carrés de chocolat noir ou 2 biscottes ;
- 260 kcal au 2e trimestre, soit 1 banane et 5 ou 6 amandes ;
- 500 kcal (grand max) au 3e trimestre, soit un mug de chocolat chaud, 1 yaourt et 2 petites tartines beurrées.

250 g de glucides par jour

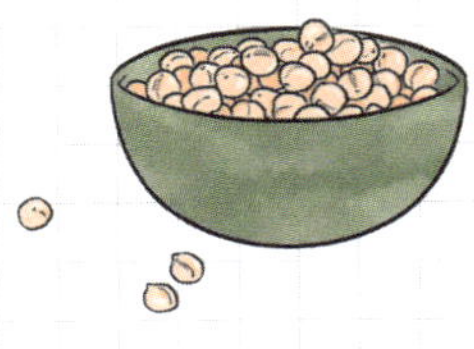

Évidemment, pas question de réfléchir uniquement en termes de calories ! Votre nouveau casse-tête est de bien répartir vos apports énergétiques à chaque repas, dans les proportions suivantes :

- 50 % de glucides (céréales, légumineuses, pommes de terre, produits laitiers hors fromage, fruits et jus de fruits, et aliments sucrés), soit plus de 250 g par jour ;
- 30 % de lipides, les fameux corps gras, dont des oméga-3 (poissons gras, huile de colza) ;
- 20 % de protéines, à la fois d'origine animale et d'origine végétale, soit 60 à 70 g de protéines pures (sachant que 4 yaourts ou 2 œufs ou 100 g de viande blanche apportent 20 g de protéines).

Un menu pour savourer

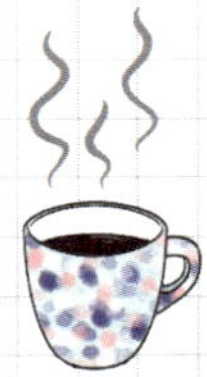

C'est bien beau tout cela, mais ça donne quoi dans votre assiette ? Inspirez-vous au quotidien de ce menu de base (prévu pour le premier trimestre), à faire évoluer jusqu'à la naissance (voir ci-contre) !

Repas	Dans l'assiette	kcal
Petit déjeuner	• 100 g de pain complet (3 petites tranches ou 2 grandes tranches)	240
	• 1 yaourt peu sucré ou une portion de fromage	110
	• 1 c. à c. de confiture ou de miel	80
	• 1 boisson chaude non sucrée	0
	• 1 petit verre de jus d'orange frais pressé (15 cl)	50
	Total	**480**
Collation	• 1 laitage peu sucré	110
	• 1 boisson chaude non sucrée	0
	Total	**110**
Déjeuner	• 1 portion de crudités (salade de carottes, de concombre…)	125
	• 100 g de poisson blanc	100
	Les alternatives : 75 g de poisson gras, 2 œufs…	50 (pour 200 g)
	• Légumes verts à volonté (épinards, poireaux…)	110 (pour 100 g)
	• 1 portion de légumineuses (lentilles, haricots blancs)	110 (pour 30 g)
	• 1 portion de fromage (emmental)	70
	• 1 compote sans sucres ajoutés	(80)
	• 1 tranche de pain complet (facultatif)	
	Total	**570**
Goûter	• 1 laitage peu sucré	110
	• 2 biscuits (peu sucrés aussi)	100
	Total	**210**
Dîner	• 1 potage de légumes frais	60 (pour 200 g)
	• 100 g de viande grillée (poulet, veau, etc.) ou 2 tranches de jambon	120
	• 2 grosses pommes de terre, une portion de riz, de pâtes	130
	• 1 fruit cru	60
	• 1 laitage peu sucré	110
	Total	**480**
À répartir dans la journée	• 35 g de matières grasses (huile d'olive, noix, beurre, etc.)	**250**
	TOTAL journée	**2 100 kcal**

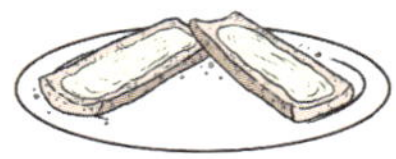

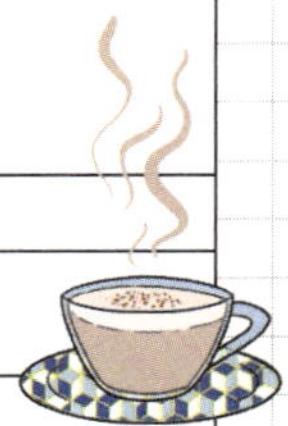

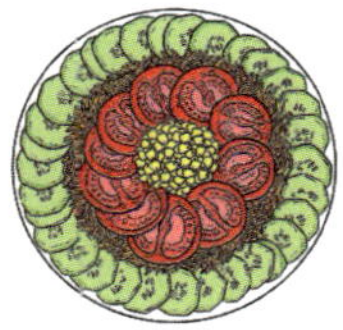

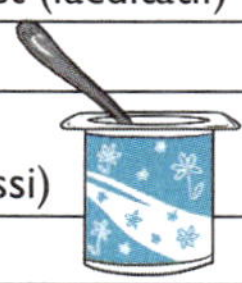

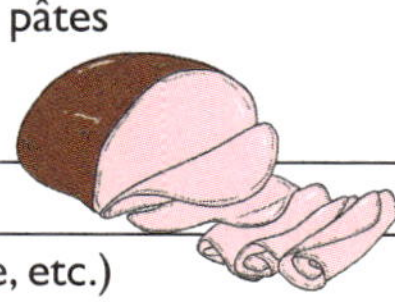

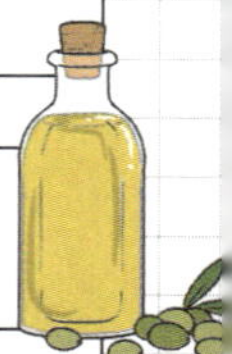

Et les petits écarts dans tout ça ?

Pas question de vous serrer la ceinture pendant 9 mois ! Pour craquer sans culpabiliser, sachez que vous avez aussi droit chaque semaine à :

- une entrée chaude préparée, type salade de chèvre chaud ;
- une charcuterie (parmi celles autorisées, évidemment !) ;
- une pâtisserie.

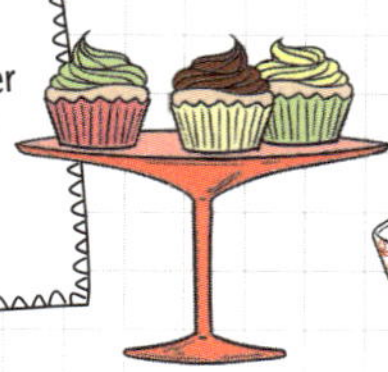

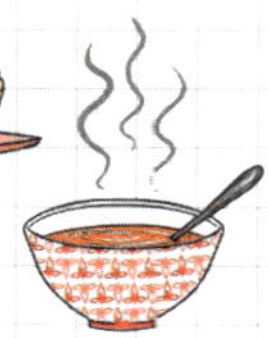

Mon sommeil de future maman à la loupe

Vous avez l'impression de passer vos nuits entre phases d'hibernation et phases de rumination ? C'est normal : la petite bête qui grandit en vous influence fortement votre sommeil…

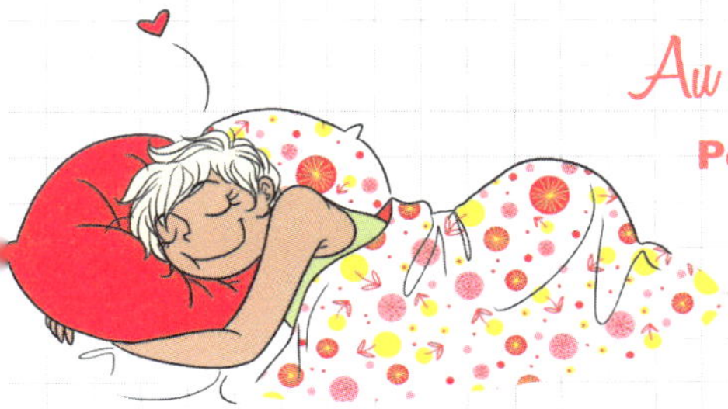

Au secours, je me transforme en marmotte !

Pourquoi ?

La progestérone, hormone sécrétée en grandes quantités au début de la grossesse, est un somnifère naturel. Ajoutez à cela le débit cardiaque et la masse sanguine, qui augmentent, les éventuelles anémies et les baisses de tension… Pas étonnant que vous soyez raplapla !

Mes bons réflexes au quotidien

- Faire la sieste au moins 1 heure par jour !
- Conserver une activité physique douce. Objectif : 1 heure de marche au quotidien !
- Adopter une alimentation qui booste : des protéines, des noix, des légumineuses, des céréales et des féculents.
- Éviter les aliments qui fatiguent l'organisme, comme le thé, le café, les aliments raffinés…

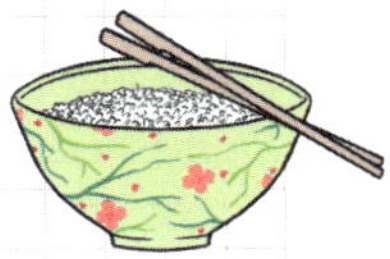

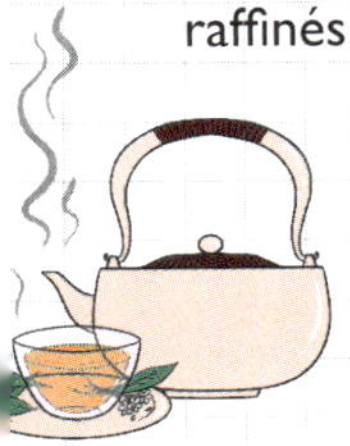

Le remède naturel qu'il me faut : une tisane phyto !

Faites préparer par votre herboriste un mélange de feuilles de thym et d'ortie et de fleurs d'hibiscus (karkadé). Faites infuser 2 c. à s. de ce mélange dans 50 cl d'eau bouillante pendant 10 minutes. Buvez-en une tasse après le petit déj' et une après le déjeuner.

Je passe mon temps à compter les moutons !

Pourquoi ?

Entre votre bébé qui bouge trop, les aigreurs d'estomac (voir p. 37-39 et 42-43), les difficultés à vous allonger et parfois les angoisses, vous tournez en rond sous votre couette, surtout depuis votre 2e trimestre !

Mes bons réflexes au quotidien

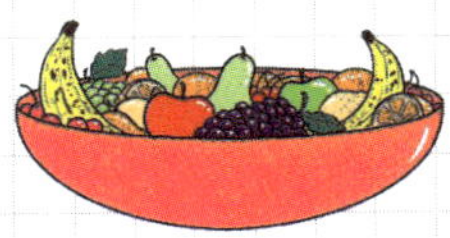

- Dîner léger, mais bien ! Pour éviter l'hypoglycémie nocturne, miser sur les fruits et les légumes, les féculents et les légumineuses.
- Limiter les boissons avant le coucher pour éviter les pauses pipi nocturnes !
- En finir avec les écrans au moins 2 heures avant d'aller au lit !
- Rester au calme même si le sommeil ne vient pas.

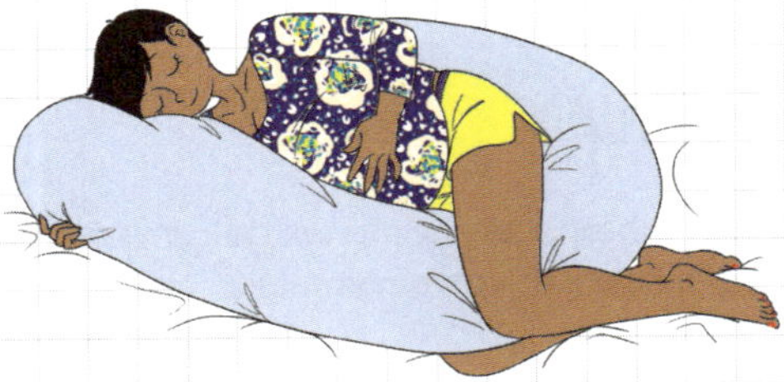

Bien s'installer pour bien dormir : les conseils de la Maison des Maternelles
À l'heure du coucher, adaptez votre position à vos petits maux.
• **Si vous avez des remontées acides,** dormez en position semi-assise, bien installée contre quelques oreillers.
• **Si vous souffrez de douleurs sciatiques ou lombaires,** installez-vous en position semi-assise, les jambes en papillon, pour la sieste. Pour la nuit, allongez-vous sur le côté gauche et surélevez la jambe supérieure en calant votre coussin d'allaitement entre vos cuisses.

Le remède naturel qu'il me faut : l'homéopathie

- COFFEA 15 CH, 5 granules avant le coucher si vous n'arrêtez pas de penser (hyperidéation).
- PASSIFLORA COMPOSE, 5 granules 2 fois par jour en cas de nervosité.
- ARSENICUM ALBUM, 5 granules au coucher si vous avez des réveils nocturnes liés à des angoisses vers 1 à 2 heures du matin.

Je fais des cauchemars monstrueux !

Pourquoi ?

Plus à l'écoute de vous-même qu'à l'accoutumée, vous êtes aussi en période de doute. Vous ressassez, cogitez, et ce trop-plein d'émotions tend à se traduire par de mauvais rêves.

Mes bons réflexes au quotidien

- Éteindre la télé et le téléphone ! C'est le moment de m'inonder de bons sentiments (BD, romans feel good, etc.).
- Trouver un exutoire : tenir un journal intime, commencer le tricot, le coloriage… Les activités manuelles font des petits miracles contre les idées noires. À tenter !
- Aller au lit zen après un dîner en amoureux, un petit bain, ou en s'endormant sur un bon bouquin !

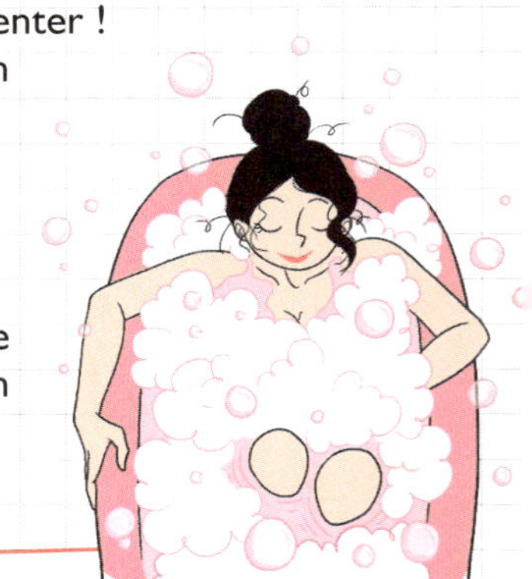

Mes remèdes naturels : un peu de tout !

- Des plantes avec les fleurs de Bach (Hélianthème ou Rock Rose) ou de l'huile essentielle de lavande fine (2 gouttes sur l'oreiller).
- De l'homéopathie (STRAMONIUM si les cauchemars impliquent votre bébé, HYOSCYAMUS en cas de terreurs nocturnes avec réveil en sursaut, 3 granules en 9 CH au coucher).
- Quelques séances d'acupuncture, voire de l'hypnose prénatale !

Le yoga nidra pour vous accompagner vers le sommeil
Technique de relaxation millénaire, le yoga nidra vise à atteindre un état de détente absolue par des exercices de visualisation.
La marche à suivre ?
Allongez-vous sur le dos dans la position du savasana : la tête et les pieds alignés, les bras légèrement écartés du corps, les paumes tournées vers le plafond, et évidemment les yeux fermés. Une fois bien installée, énumérez mentalement toutes les parties de votre corps de la tête aux pieds, l'une après l'autre, en marquant une pause après chacune d'elles. Votre objectif : prendre conscience de chaque zone et en évacuer les tensions.

Quel sport pendant ma grossesse ?

Manger, bouger : vous connaissez la rengaine ! Pourtant, depuis que vous hébergez votre petit locataire, vous avez bien du mal à trouver la motivation pour vous dépenser. Et si vous n'aviez simplement pas trouvé la bonne activité ? Quelques questions pour vous aider !

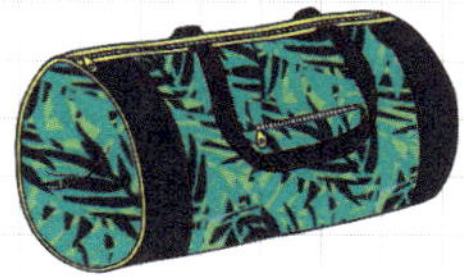

1. Avant votre grossesse, vous faisiez du sport…

- Parfois… Bizarrement, le sport fait partie de ces (nombreuses) choses que vous oubliez depuis que vous êtes enceinte !
- Par passion.
- Par raison : vous savez que c'est bon pour vous, mais côté motivation…

2. Depuis que vous êtes enceinte, vous avez plutôt envie…

- D'hiberner.
- De vous lamenter sur vos nausées.
- De vous faire câliner.

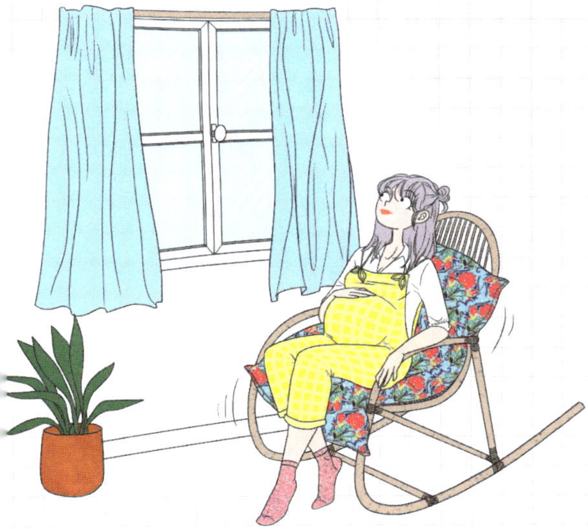

3. Vous vous sentez le plus vulnérable quand vous…

- Avez le moral en berne.
- Êtes malade.
- N'avez pas assez dormi.

4. La grossesse, c'est couver un petit bout, mais aussi un moment pour…

- Être en phase avec ses émotions.
- Prendre du recul et profiter.
- Se faire du bien, même si c'est plus compliqué !

5. En ce moment, quand on vous dit sport, vous pensez plutôt…

- Trop d'efforts !
- Bof, ça ne va pas fort !
- Réconfort !

6. Après une journée difficile au bureau, votre soirée idéale consiste en…

- Un marathon de séries sur Netflix, question d'oublier.
- Une exposition, une sortie entre copains : de quoi vous vider la tête !
- Un soin, un bain : tout ce qui peut vous détendre !

7. Après une séance de sport, vous vous sentez plutôt…

- ☼ Revigorée.
- 🍃 Lessivée.
- ✩ Détendue.

Faites les comptes !

🍃	✩	☼

8. Encore quelques semaines avant d'accoucher…

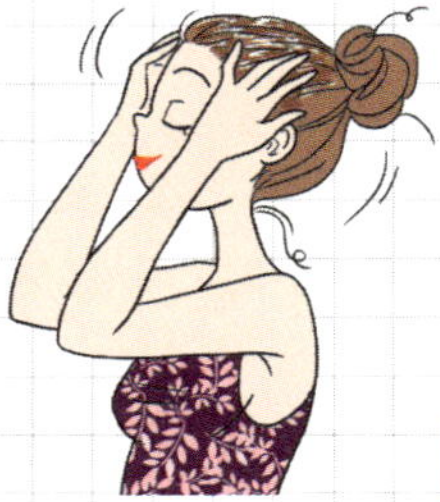

- 🍃 Cela vous laisse le temps d'y penser !
- ✩ Vous êtes prête, comme votre projet de naissance !
- ☼ Vous pensiez savoir ce que vous vouliez… mais ça, c'était avant !

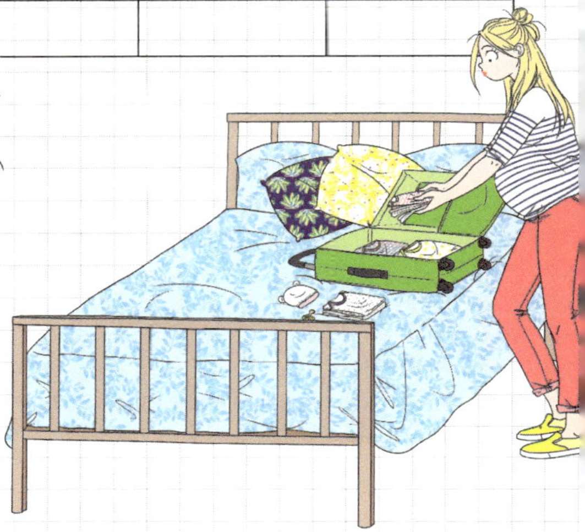

Vous avez une majorité de 🍃 : *exercice = supplice !*

Faire du sport ? Oui, bien sûr, vous en avez fait… au collège ! Depuis, vous êtes allergique ne serait-ce qu'à l'idée de pousser la porte d'une salle de gym. En un mot : quand il s'agit de (vous) bouger, votre motivation rime avec extinction (des feux et retour sous la couette).

Votre solution pour garder la forme en attendant votre bébé : faire du sport l'air de rien. Descendez des transports en commun un arrêt avant le vôtre, garez votre voiture un peu plus loin du bureau et marchez, ne serait-ce que 10 à 15 minutes. Quelques autres pistes : faire une vraie pause déjeuner pour vous balader, monter les escaliers pour aller boire un café (décaféiné) avec les collègues, prendre l'air avec votre homme tous les week-ends… Après tout, il suffit de marcher 1 heure par jour pour rester en forme !

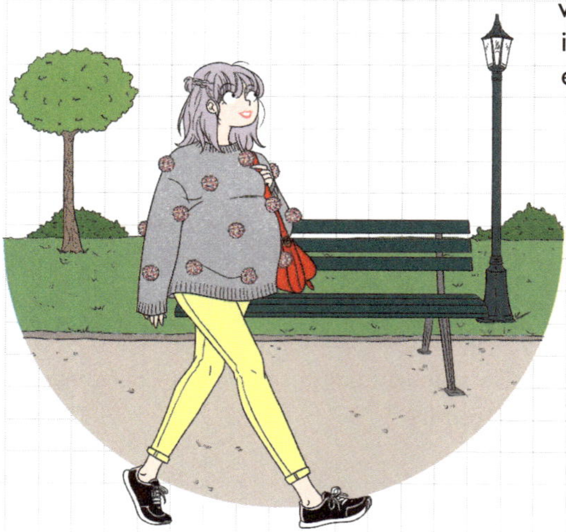

Vous avez une majorité de ✩ : *sport = réconfort !*

Pour vous, le sport a toujours été un moyen de vous faire du bien, d'être en phase avec vous-même. Mais maintenant que vous êtes enceinte et que tous vos repères changent, vous avez tendance à douter de tout… y compris de vos entraînements !

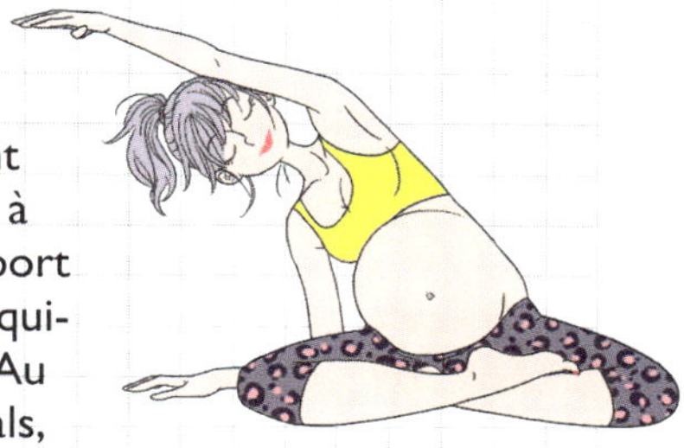

Bonne nouvelle : la grossesse peut vous offrir mille et une opportunités de vous retrouver ! Commencez par faire un bilan avec votre praticien : peut-être que vos entraînements sont compatibles avec votre grossesse, à condition de les adapter à votre forme du moment. Et si vous avez dû renoncer à votre sport préféré, peut-être pouvez-vous profiter de votre petit coéquipier (votre bébé) pour vous ouvrir à d'autres univers… Au programme : le yoga, le pilates ou la relaxation prénatals, qui vous permettront de coupler tonus et zen !

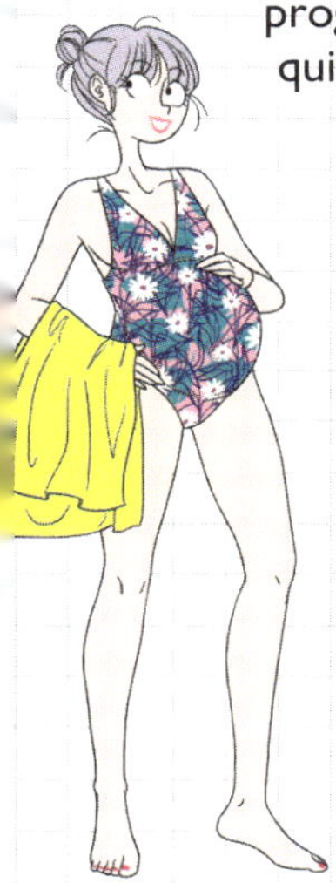

Vous avez une majorité de ☼ : entraînement = soulagement !

Faire du sport, vous aimeriez bien, mais vous êtes complètement raplapla ! Entre votre ventre qui pèse une tonne, les nausées qui n'ont jamais cessé et vos lombaires en mille morceaux, vous n'avez simplement plus le courage de bouger au-delà de votre canapé !

Ne rangez pas vos baskets ! Grâce au sport, vous allez soulager vos petits maux jusqu'à l'arrivée de votre marmot ! Vous avez mal au dos ? C'est le moment de vous découvrir une nouvelle passion pour la natation ou la gym douce ! Vos jambes vous font souffrir le martyre ? Marchez régulièrement (1 heure par jour), inscrivez-vous à un cours d'aquagym ou faites quelques séances de waterbike ! Il y a forcément une activité pour vous soulager. Et, dans le doute, faites le point avec votre praticien !

5 minutes par jour pour rester en forme !

Pas besoin de suer (à grosses gouttes) pour être au top jusqu'à l'arrivée de votre bébé ! Quelques exercices ciblés en fonction de l'avancée de votre grossesse et de votre forme du moment suffisent. Petit programme personnalisé avec Karim, coach sportif de la Maison des Maternelles !

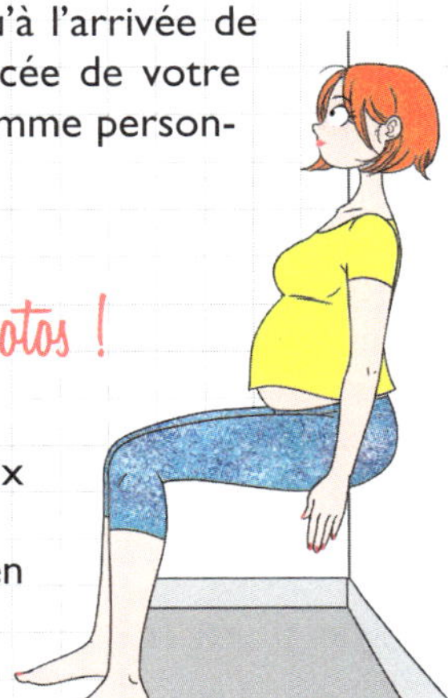

Au 1er trimestre, je limite le cardio et je renforce mes biscotos !

1. La chaise

L'objectif : dire adieu aux jambes lourdes et bonjour aux cuisses bien galbées.

Le bon geste : placez-vous dos contre un mur, jambes en équerre, écartées de la largeur du bassin, comme si vous veniez vous asseoir sur une chaise imaginaire. Veillez à ne

pas plaquer complètement le dos et à conserver un petit espace au niveau de la cambrure. Maintenez la position 10 secondes avant de vous relever.
Le rythme parfait : renouvelez l'exercice 3 fois.

2. Le scribe

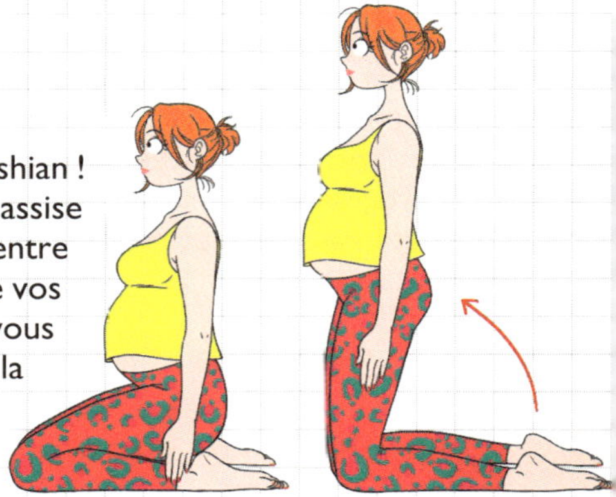

L'objectif : des fesses et des cuisses dignes d'une Kardashian !
Le bon geste : placez-vous à genoux sur votre tapis, assise sur les talons. En contractant les fesses, en engageant le ventre et en inspirant, relevez doucement le torse jusqu'à ce que vos épaules soient parallèles à vos genoux. Venez ensuite vous rasseoir sur vos pieds en expirant et en contrôlant bien la descente.
Le rythme parfait : 5 ou 6 reprises

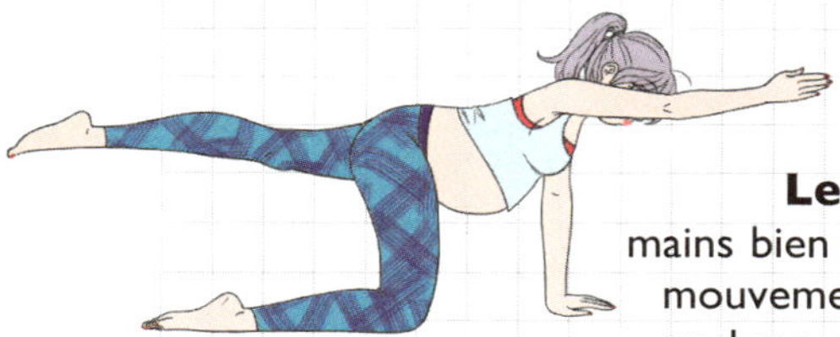

3. Repousser le ciel et la terre

L'objectif : conserver des petits abdos malgré votre bébé !
Le bon geste : placez-vous à quatre pattes sur votre tapis, mains bien à plat parallèles à la ligne des épaules. Réalisez des petits mouvements circulaires du haut du corps vers l'avant. Ensuite, levez un bras et la jambe opposée simultanément en veillant à ne pas dépasser la ligne du dos, puis revenez à votre position initiale.
Le rythme parfait : 5 fois à droite, 5 fois à gauche !

4. La totale

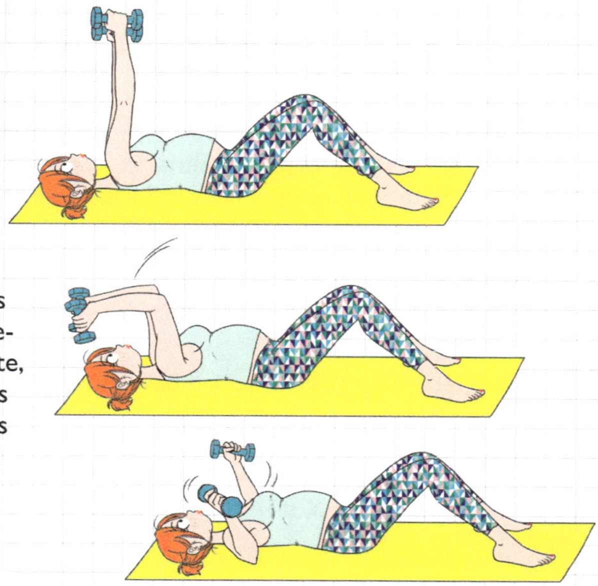

L'objectif : éviter les bras raplapla et vous préparer à porter votre bébé.
Le bon geste : placez-vous allongée sur le dos sur votre tapis, jambes repliées et pieds bien à plat. Prenez une bouteille d'eau de 1 litre (ou un poids de 1 kilo) dans chaque main. Tendez les bras vers le haut, puis pliez les coudes afin d'amener les poids de part et d'autre de votre tête, tendez à nouveau les bras, puis ouvrez-les sur le côté avant de ramener les bouteilles vers votre poitrine.
Le rythme parfait : 5 répétitions.

Au 2e trimestre, je travaille mon souffle et mes formes !

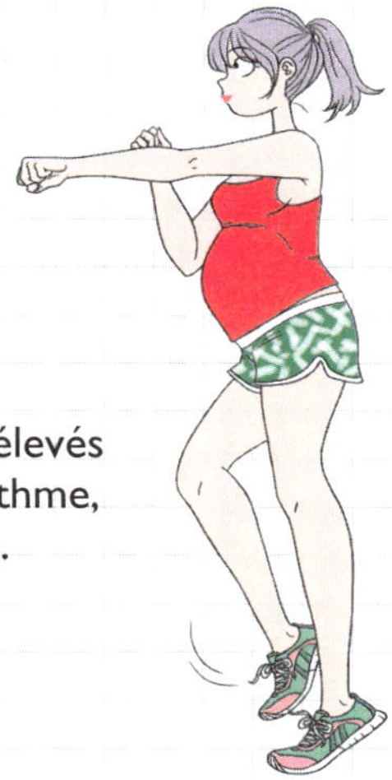

1. La marche militaire

L'objectif : augmenter le rythme cardiaque en douceur.
Le bon geste : marcher rapidement sur place, genoux légèrement surélevés et bras en opposition pour vous équilibrer. Puis, toujours au même rythme, marchez de côté en réalisant des « mouvements de boxe » devant vous.
Le rythme parfait : 60 secondes d'effort !

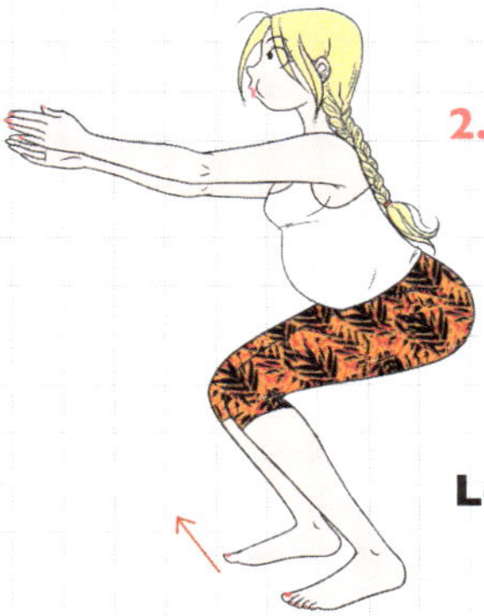

2. Les squats

L'objectif : des cuisses fermes !
Le bon geste : placez-vous debout, jambes écartées de la largeur du bassin, puis pliez les jambes comme si vous vouliez vous asseoir, en maintenant les bras droits devant vous à hauteur d'épaules. En conservant la position accroupie, faites ensuite un pas à droite, puis à gauche.
Le rythme parfait : 10 répétitions en statique et en mouvement.

3. Le pont

L'objectif : des fesses en béton !
Le bon geste : allongez-vous sur le dos sur votre tapis, pieds à plat écartés de la largeur du bassin. Placez ensuite vos bras en croix à hauteur d'épaule et pliez les coudes. Montez et descendez le bassin en veillant à ne pas poser les fesses au sol entre les mouvements. Pour plus de difficulté, tendez une jambe et renouvelez l'exercice.
Le rythme parfait : 10 répétitions (ou plus !).

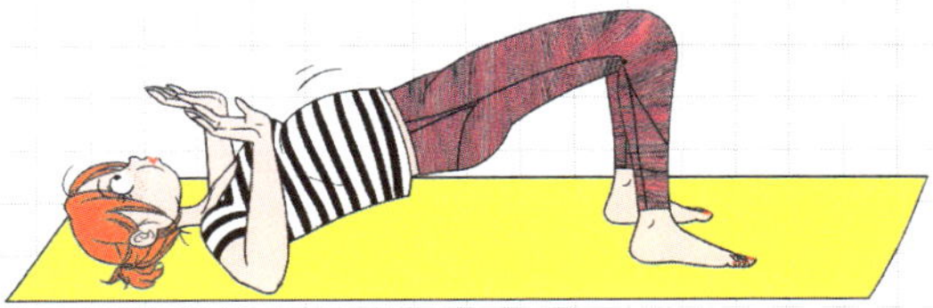

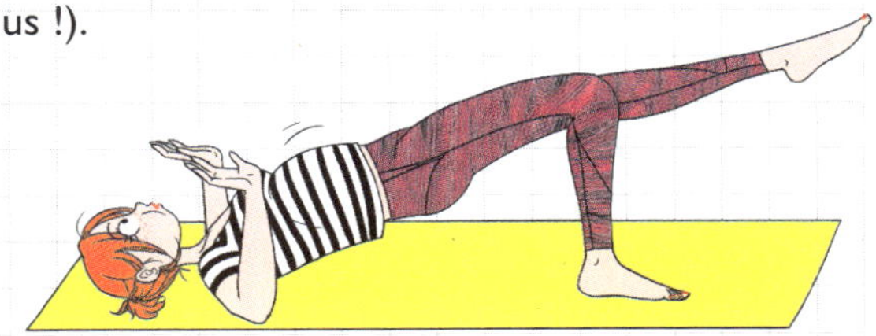

4. La planche latérale

L'objectif : conserver une jolie taille… aussi longtemps que possible !
Le bon geste : allongez-vous sur le côté sur votre tapis, jambes légèrement repliées. Prenez appui sur votre coude et vos genoux afin de soulever la taille et le fessier. Maintenez la position en veillant à allonger vers le plafond le bras qui n'est pas au sol.
Le rythme parfait : quelques secondes.

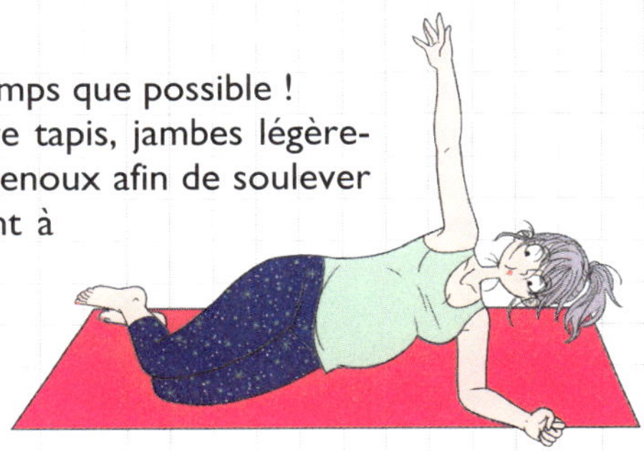

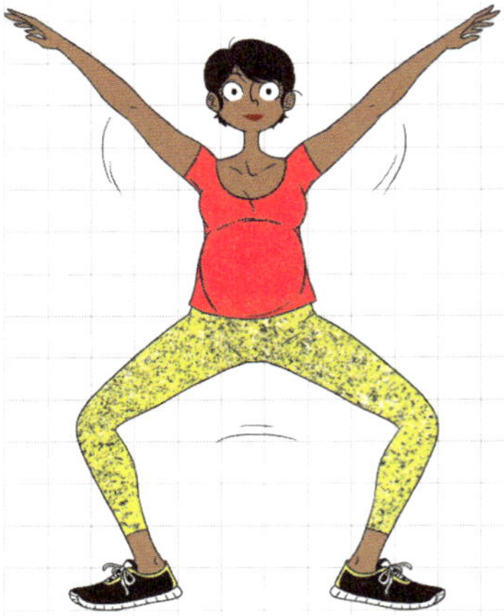

Au 3e trimestre, je me prépare à accoucher et à porter mon bébé

1. Les pliés

L'objectif : conserver de jolies cuisses et ouvrir le bassin !
Le bon geste : placez-vous debout, jambes écartées un peu plus que la largeur des épaules, pointe des pieds vers l'extérieur. Pliez les genoux à 90°, puis revenez dans la position initiale.
Le rythme parfait : 10 répétitions.

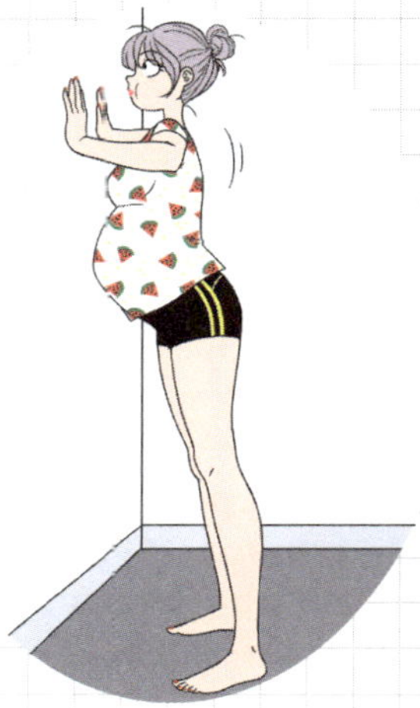

2. Les pompes

L'objectif : des triceps en acier !
Le bon geste : placez-vous debout, les mains en appui sur un mur devant vous et les pieds légèrement en arrière par rapport à la partie supérieure de votre torse. Pliez les coudes vers l'extérieur pour vous rapprocher du mur, puis tendez les bras pour vous en éloigner.
Le rythme parfait : 10 répétitions.

3. L'aigle qui déploie ses ailes (inspiré de la méthode De Gasquet !)

L'objectif : muscler les abdos… et vous préparer à la poussée !
Le bon geste : allongez-vous sur le dos, une jambe en équerre, le pied au sol. Venez placer la plante du second pied sur la première cuisse afin d'avoir le genou au-dessus de votre ventre. Posez enfin les deux mains sur ce genou en gardant les coudes vers l'extérieur du tapis. Dans cette position, cherchez à enfoncer le menton vers le cou et le bas du dos dans le tapis en expirant.
Le rythme parfait : 5 ou 6 reprises.

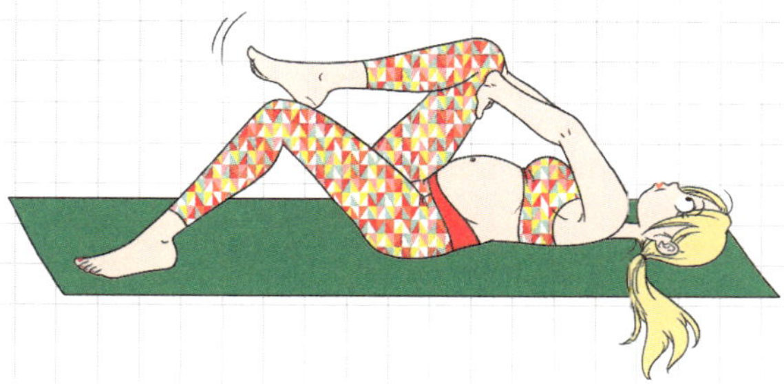

4. La fausse inspiration thoracique

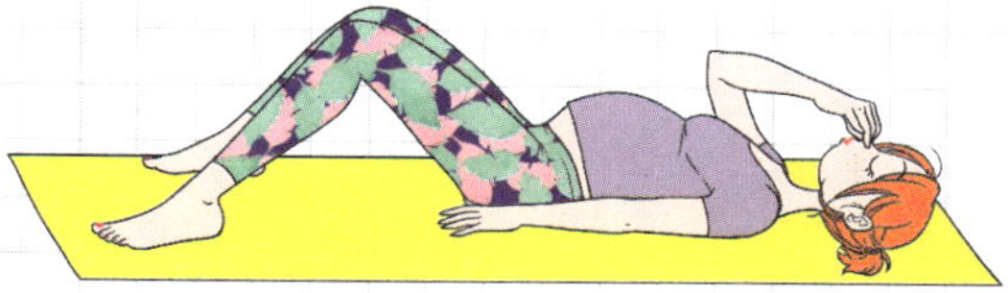

L'objectif : muscler le périnée… et lutter contre la constipation !
Le bon geste : allongez-vous sur votre tapis, jambes repliées et pieds à plat. Expirez doucement en imaginant que votre nombril va vers votre colonne, puis bloquez votre respiration et faites semblant d'inspirer pendant quelques secondes. Finissez l'exercice en inspirant (vraiment cette fois-ci).
Le rythme parfait : à volonté !

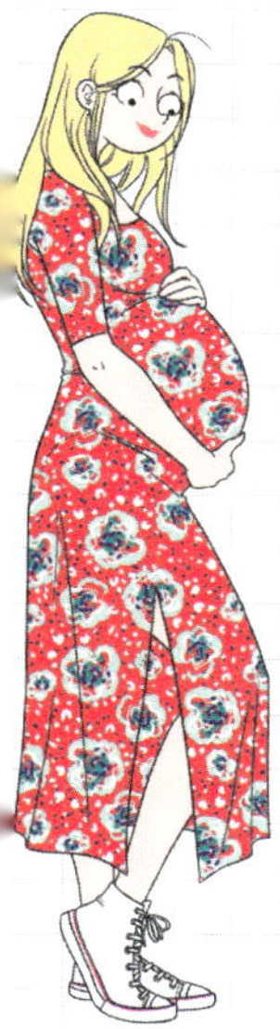

Blues, angoisses : mes solutions au naturel !

Tomber enceinte, c'est monter dans un grand huit émotionnel dont le tour ne finit qu'au bout de 9 mois… Ce long voyage peut heureusement être rendu beaucoup plus doux par l'homéopathie et les pratiques énergétiques (notamment) !

Je pleure à tout bout de champ…

Il suffit d'une publicité pour une compagnie d'assurances ou un reportage animalier et vous vous retrouvez en larmes ? Normal, l'hyperémotivité fait partie du quotidien de la grossesse, surplus d'hormones et de questionnement oblige !

L'homéopathie peut vous aider si…

- Vous êtes triste, plutôt indifférente à votre entourage, en quête de solitude : Sepia ou Natrum muriaticum.
- Votre humeur varie, et vous vous sentez mieux en parlant de vos problèmes : Pulsatilla.
- Vous retrouvez le sourire par la distraction : Ignatia.

→ La bonne posologie : en 15 ch, 5 granules 2 fois par jour (après en avoir parlé avec votre praticien, évidemment !)

En complément…

Quelques séances d'acupuncture pour canaliser vos émotions.

Le témoignage de Lisa, 32 ans
Après cinq ans d'essais infructueux, j'ai dû passer par une assistance médicale à la procréation pour tomber enfin enceinte. C'est là que j'ai commencé à avoir très peur, peur de la fausse couche, des complications, que mon bébé ne soit pas « normal ». Pour y faire face, j'ai décidé d'opter pour un accompagnement global par une sage-femme. J'ai ainsi pu rester loin des hôpitaux (j'en avais trop vu !), mais aussi avoir une oreille attentive à mes angoisses. Nous en plaisantions, mais c'est vrai : ma sage-femme était aussi un peu ma psy !

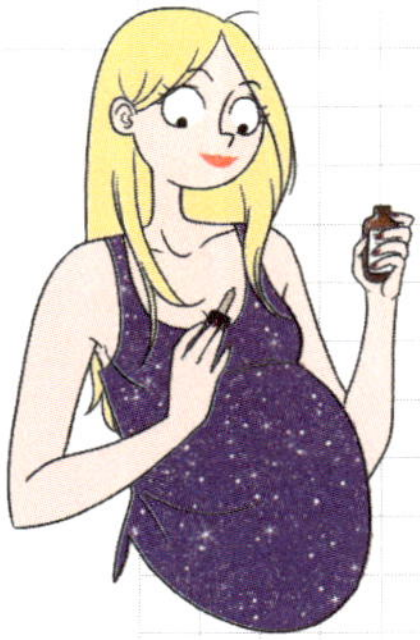

J'angoisse pour mon futur enfant…

Est-ce qu'il bouge assez ou pas ? Est-ce qu'il est en bonne santé ? Difficile de savoir ce qui se passe dans votre ventre… et donc de ne pas appréhender !

L'homéopathie peut vous aider si…

- Vous avez peur la veille d'une échographie : Gelsemium 9 ou 15 ch, 5 granules le soir.
- Vous vous inquiétez pour la santé de votre bébé : Actaea racemosa, 5 granules le soir (jusqu'à ce que les angoisses passent).

Et aussi…

Du yoga prénatal pour vous recentrer et vous relaxer !

En cas de crise : pensez phyto !

Appliquez le matin 1 goutte d'huile essentielle de lavande fine sur un mouchoir. À inhaler en cas d'angoisse !

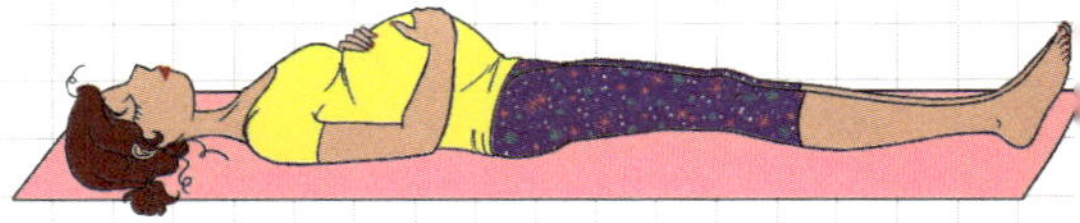

J'ai peur de ne pas être une bonne maman…

Prendre conscience des responsabilités qui vous attendent peut donner le vertige, surtout si la vie ne vous a pas fait de cadeaux jusque-là… Et malheureusement, la méthode Coué ne suffit pas toujours à vous rassurer !

L'homéopathie peut vous aider si…

- Vous êtes confrontée à des non-dits : Staphysagria 30 ch en dose globule (une prise).
- Vous savez d'où viennent vos peurs (deuil, divorce, etc.) : Natrum muriaticum 15 ch en dose globule.

En parallèle…

- L'haptonomie ou la sophrologie pour vous aider à créer du lien avec votre bébé.
- L'EMDR, ou désensibilisation et retraitement par les mouvements oculaires, une forme de thérapie basée sur la stimulation sensorielle, si vous souffrez d'un événement traumatisant.

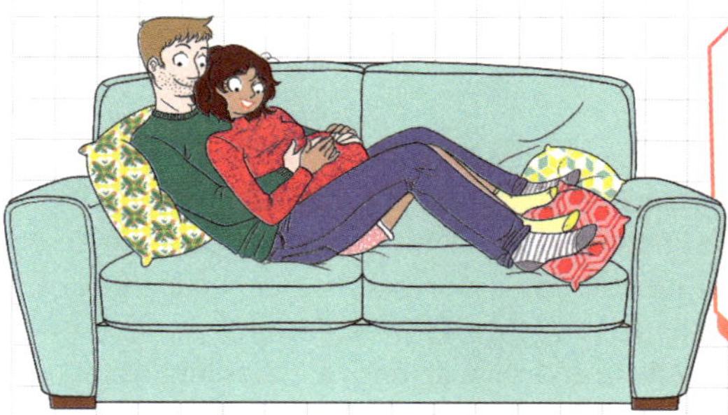

Maman couve et papa flippe !

Les futurs papas aussi peuvent avoir des petits coups de mou, voire de grosses frayeurs, pendant la grossesse. Et ce n'est pas parce qu'ils ne portent pas le bébé qu'il ne faut pas les choyer. Quelques pistes homéo pour votre homme :

- s'il a des insomnies, surtout dans les jours précédant l'accouchement, Passiflora composé, 5 granules vers 18 heures, puis au coucher ;
- pour éviter les malaises et les tremblements le jour J, Gelsemium, comme vous !

Je suis tétanisée face à l'accouchement…

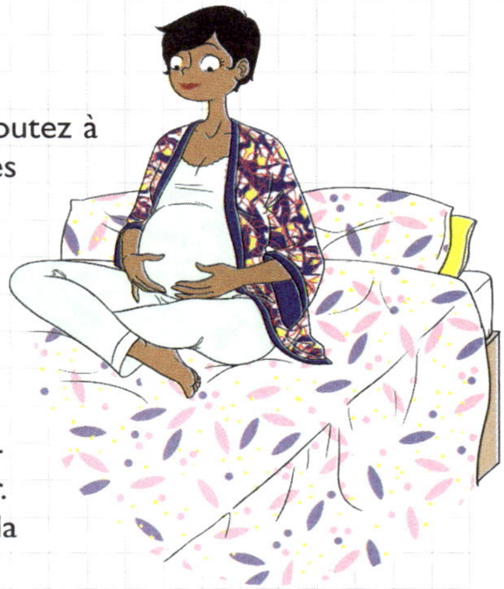

S'apprêter à affronter la douleur n'enchante personne… Ajoutez à cela la perspective de l'inconnu et les appréhensions naturelles liées à la naissance, et c'est la panique !

L'homéopathie peut vous aider si…

Vous avez peur de passer un obstacle : Gelsemium en dose globule avant de partir à la maternité.

Et aussi…

- L'HypnoNatal® ou la sophrologie pour vous aider à visualiser l'accouchement, à le positiver et à gérer la douleur. Idéalement, à pratiquer dans le cadre de la préparation à la naissance (voir p. 35) !
- L'acupuncture ou le reiki : quelques séances pour débloquer les angoisses liées à la douleur.

Mon programme cocooning spécial périnée

Épisiotomie… Rien qu'à l'entendre, le terme vous fait tressaillir ! Pas de panique : non seulement c'est loin d'être automatique, mais elle peut, dans bien des cas, être évitée grâce à quelques gestes qui feraient presque rêver les beautystas !

1. J'offre une cure ayurvédique à mon intimité

À compter du premier jour du 9e mois, dormez un jour sur deux avec un tampon imbibé d'une huile bio non allergisante (olive, amande douce) ou prévue à cet effet (disponible chez Weleda ou Pranarôm). À retirer au réveil, évidemment !

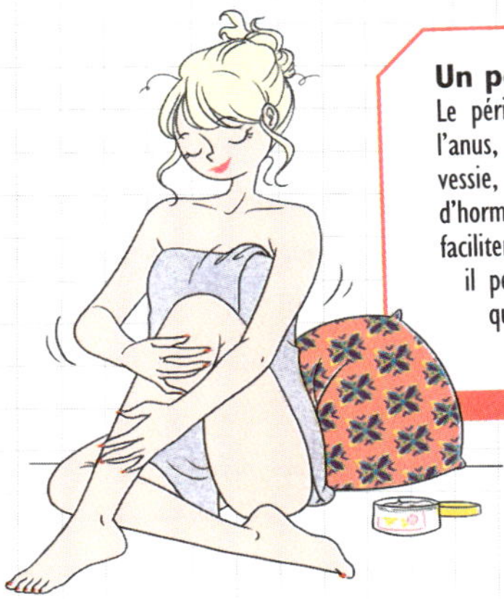

Un peu d'anatomie…
Le périnée est constitué de 12 muscles qui contournent l'anus, le vagin, l'urètre et le clitoris, et soutiennent la vessie, le rectum, l'intestin et surtout l'utérus. Imprégné d'hormones pendant la grossesse, le périnée s'assouplit pour faciliter le passage du bébé dans le vagin. S'il n'est pas assez souple, il peut alors se déchirer. C'est justement pour éviter cette déchirure qu'on pratique parfois une petite incision dans le muscle au moment de la naissance. C'est l'épisiotomie.

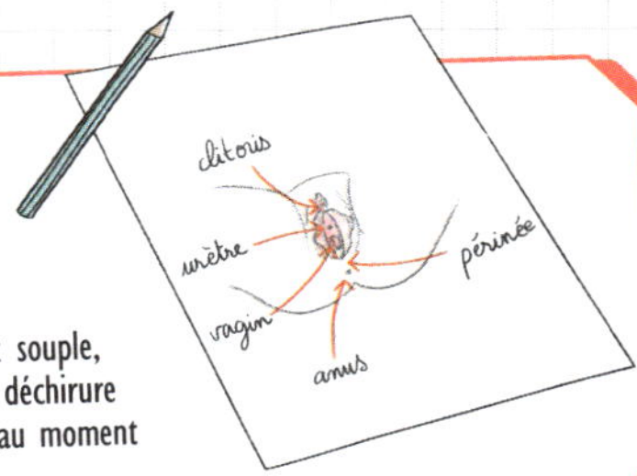

2. Je me masse en toute sérénité

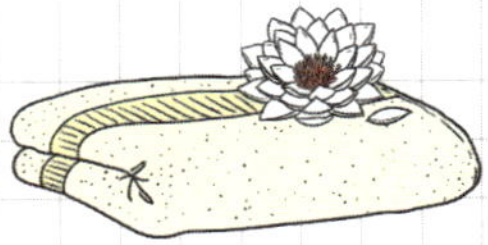

Les autres jours de la semaine, massez votre périnée à l'aide de la même huile. La marche à suivre :

- lavez-vous les mains soigneusement ;
- imprégnez vos doigts d'huile avant de placer votre pouce en intravaginal et de pincer légèrement avec votre index la peau entre le vagin et l'anus ;
- réalisez une vingtaine de petits mouvements pour masser la zone en douceur.

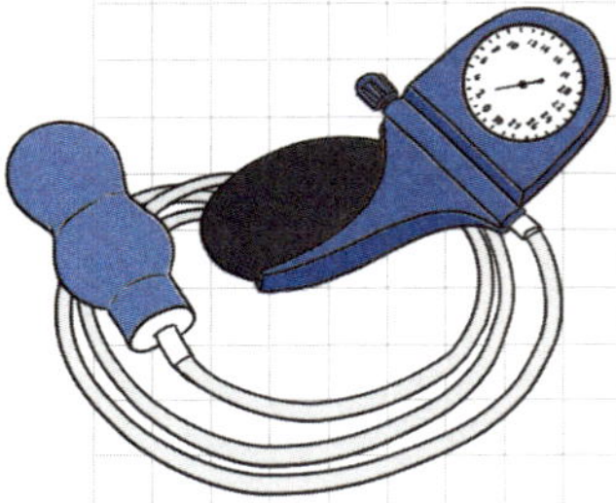

3. Je prends le temps de (me) sonder

Si la perspective de masser votre intimité ne vous enchante pas, il existe des petites sondes (EPI-NO® Delphine) permettant d'assouplir le périnée avant l'accouchement. En insérant le ballonnet dans le vagin et en le gonflant un peu plus chaque jour, les muscles se distendent progressivement… Intéressée ? Parlez-en à votre praticien !

Mon kit homéo spécial périnée

Pour assouplir le périnée et préparer l'utérus à l'accouchement, commandez en pharmacie la préparation magistrale suivante (3 tubes) :

- Magnesia carbonica 5 CH
- Magnesia phosphorica 5 CH
- Caulophyllum 5 CH
- Arnica 9 CH
- Actaea racemosa 9 CH
- Gelsemium 9 CH
- Pulsatilla 9 CH

Puis, prenez 3 granules sous la langue matin et soir à compter du début du 9e mois.

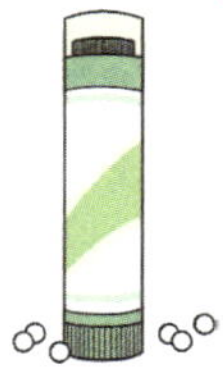

Chapitre 6

Mes préparatifs

Depuis quelques semaines, votre to-do list des choses à prévoir avant d'accoucher a commencé à dangereusement s'allonger… Et le constat est sans appel : à part un doudou et une paire de chaussons trop mignons, rien n'est prêt ! C'est donc le moment de vous retrousser les manches. Au programme : prévoir ce qu'il faut pour créer un environnement (et un quotidien) câlin et sain pour votre bambin, mais pas seulement ! Il est aussi temps de réfléchir concrètement à qui vous voulez être en tant que parent ! Tout un programme !

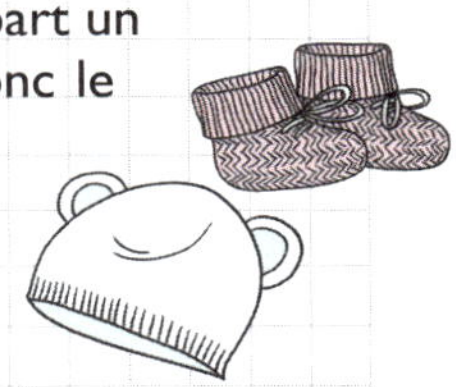

Un environnement sain pour mon bébé en 6 commandements

Pour que votre petit poussin puisse profiter d'un petit nid bien sain, commencez vos aménagements au plus tôt, en faisant vôtres ces bons mots…

1. Des travaux responsables tu organiseras

Oups… Certains matériaux utilisés pour les travaux (peintures, vernis, etc.) peuvent émettre des substances allergisantes et cancérigènes, comme le benzène ou le formaldéhyde.

La solution : organisez les gros travaux dès votre 2e trimestre de grossesse afin de pouvoir aérer la chambre fréquemment avant la naissance. Et bien sûr, pas question pour vous d'inhaler ces produits. C'est l'heure de mettre le papa (voire les grands-parents) au boulot !

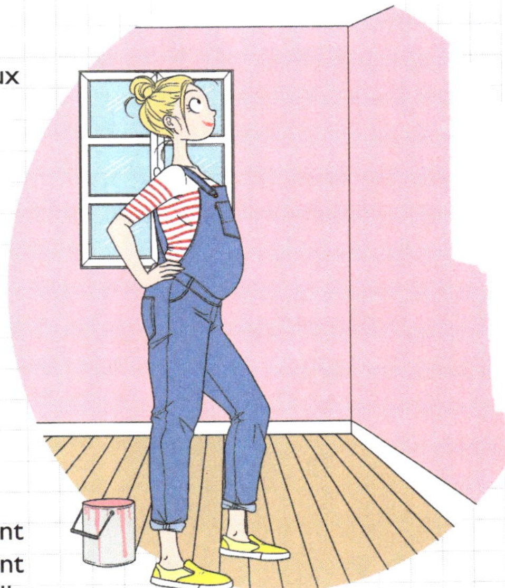

2. Des peintures écolos tu choisiras

Oups… Les peintures à l'huile ou glycéro peuvent contenir des solvants et des métaux lourds. Quant aux tapisseries, elles nécessitent l'utilisation de colles (qui contiennent aussi des solvants), sont un nid à acariens et très difficiles à nettoyer. Passez votre chemin !

La solution : choisissez une belle peinture bio ou à l'eau bénéficiant de l'Ecolabel européen ou de la mention NF Environnement. À (faire) appliquer là encore au plus tôt !

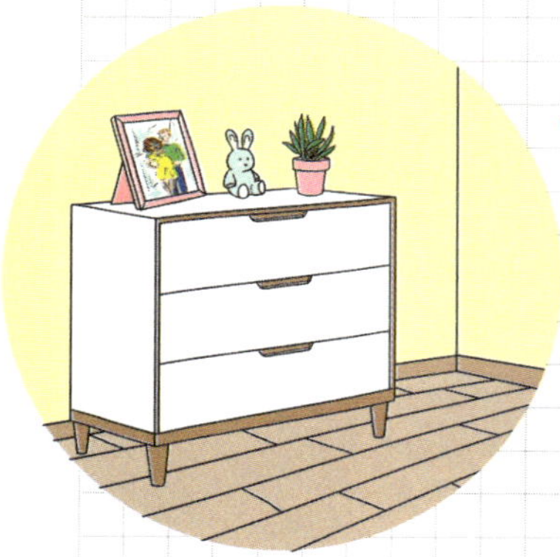

3. Un sol non toxique tu poseras

Oups... La moquette et les tapis en laine sont difficiles à nettoyer et peuvent favoriser la prolifération des acariens et des moisissures en cas d'humidité. À éviter, tout comme les sols en béton ciré ou en PVC, les parquets en bois traité et les tapis en fibres végétales !

La solution : privilégiez le carrelage, de loin le plus simple à nettoyer, les parquets non traités ou le linoléum naturel.

4. Des meubles non polluants tu commanderas

Oups... les meubles neufs peuvent eux aussi dégager du formaldéhyde, à commencer par son petit lit !

La solution : achetez du mobilier d'occasion... à condition qu'il soit en bon état et comporte la mention « conforme aux exigences de sécurité ». Si vous avez jeté votre dévolu sur du neuf, privilégiez les objets labellisés (voir encadré). Pour le lit, optez plutôt pour du bois massif que du bois aggloméré. Et, quels que soient vos achats, n'oubliez pas de tout déballer et monter plusieurs semaines à l'avance (matelas y compris), dans une autre pièce que la chambre (idéalement), afin de les dégazer.

5. Des jouets non polluants tu privilégieras

Oups... entre les retardateurs de flammes, les allergènes, les phtalates et les métaux lourds qu'ils contiennent, les jouets ne sont finalement pas si amusants !

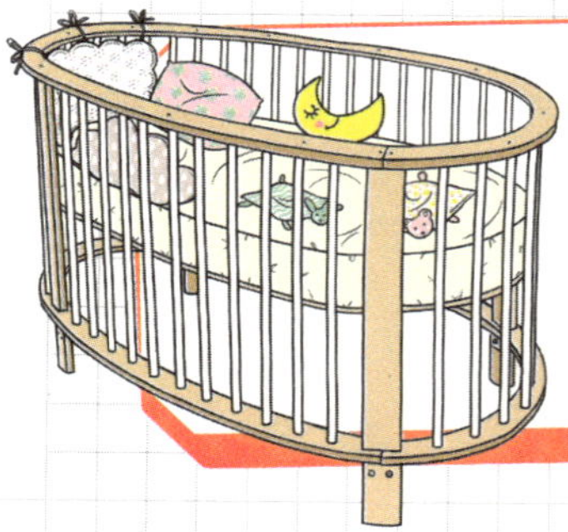

Environnement, sécurité : les labels et les mentions à repérer sur...

- **tous vos achats :** l'Ecolabel européen, le label Ecocert, la NF Environnement.
- **le matériel de puériculture :** la mention « conforme aux exigences de sécurité », la NF Petite Enfance.
- **le mobilier :** la NF Environnement Ameublement.
- **le matelas et le linge de lit :** les labels Oko-Tex Standard 100, QUL de « l'Alliance qualité pour des matelas en latex respectueux de l'environnement », Naturtextil (allemand).
- **les jouets :** les labels Spiel Gut, Oko-Test, Nordic Swan, les mentions « sans PVC » ou « sans phtalates ».

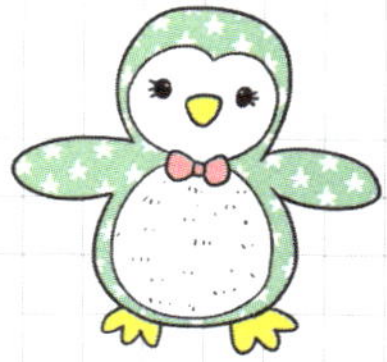

La solution : investissez dans de jolis joujoux en bois brut non verni. À déballer aussi tôt que possible et à nettoyer régulièrement avec de l'eau et du savon. Quant aux peluches, direction la machine à laver !

6. L'écoute-bébé si possible tu éviteras

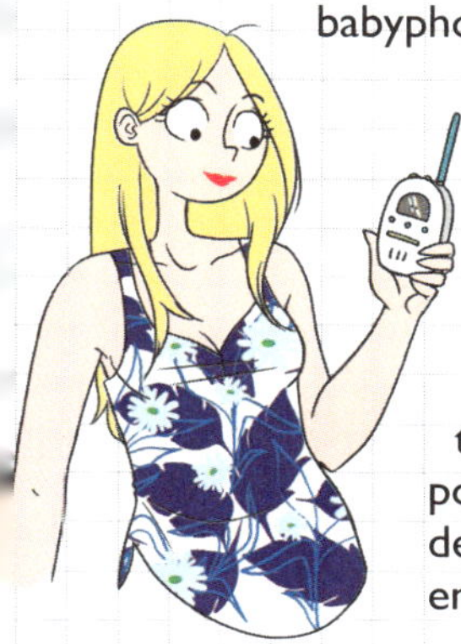

Oups... Aussi rassurant soit-il, le babyphone émet des ondes. Et, en la matière, rien ne vaut le principe de précaution (voir p. 23) !

La solution : optez pour un écoute-bébé analogique, à placer à au moins 1 mètre de votre tout-petit en mode VOX, pour qu'il n'émette qu'en cas de bruit. Encore mieux : vous en passer !

LA MAISON des MATERNELLES

Les conseils de la Maison des Maternelles pour entretenir la maison après la naissance

Pour éviter allergies et contaminations, quelques réflexes peuvent faire la différence :

- évitez de fumer à la maison ;
- aérez 10 minutes par jour ;
- remplacez les produits ménagers aérosols par de l'eau et du vinaigre blanc ;
- couvrez les casseroles pour éviter l'humidité, les moisissures et les infections ORL ;
- séchez les gants, les serviettes et les éponges au quotidien
- enlevez vos chaussures en rentrant.

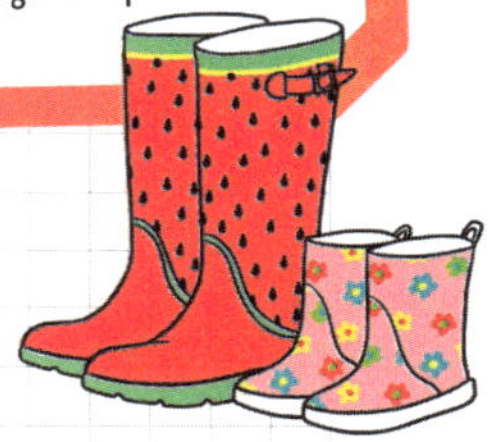

Puériculture : je fais le tri !

Certes, vous avez envie d'accueillir votre petit chou dans un palais où trône un matériel de puériculture dernier cri, mais il faut aussi se rendre à l'évidence : le premier réflexe d'un parent (éco)responsable, c'est autant acheter sain qu'acheter moins ! D'où l'intérêt, pour votre budget et la planète, d'investir uniquement dans ce qui est indispensable.

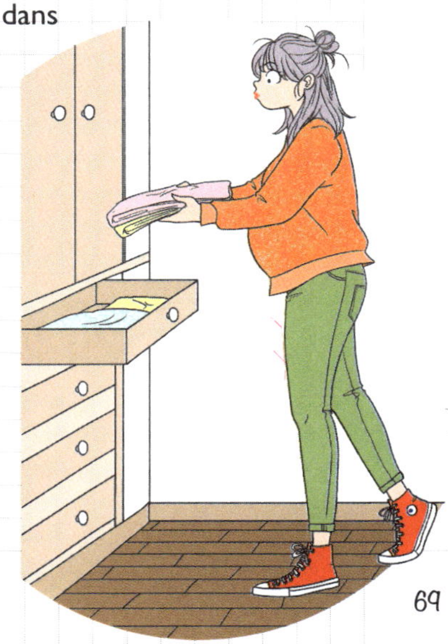

Pour sa chambre, j'achète :

- → 1 lit
- → 1 matelas
- → 2 draps-housses
- → 2 alèses
- → 2 turbulettes

Et pour le reste… je passe en mode récup !

Idéalement, la chambre d'un bébé doit aussi comporter un fauteuil bien confortable et un guéridon ou une table basse (pour le coin allaitement/réconfort), ainsi qu'une petite armoire ou une commode pour ranger ses affaires. Pas besoin d'investir dans du neuf ! Piochez dans votre mobilier ou demandez autour de vous : vous trouverez forcément ce qu'il vous faut, quitte à demander au papa de prévoir une couche de peinture !

Pour le change, je privilégie :

- → 1 nécessaire de toilette (ciseaux à ongles, peigne, brosse, etc.)
- → 1 thermomètre
- → 1 thermomètre de bain
- → des couches (lavables ou jetables, selon votre motivation)
- → du coton (bio de préférence)
- → une huile de massage (si vous voulez tenter !)

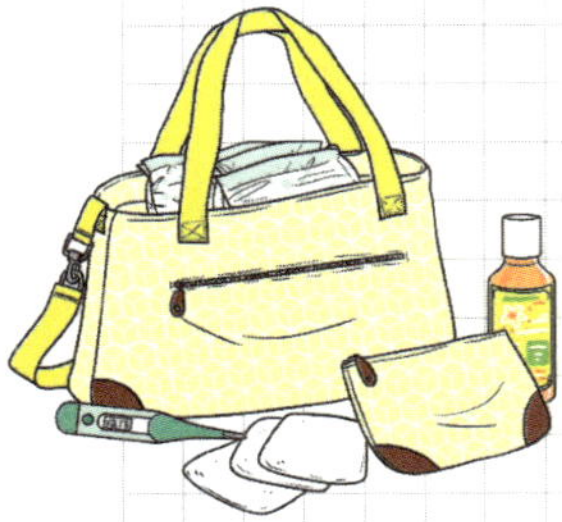

Et pour le reste… je pèse le pour et le contre !
On vous conseillera sûrement d'acheter une petite baignoire, une table et un matelas à langer… Très pratiques, ils ne sont pourtant pas indispensables. En effet, il est tout à fait possible de donner le bain à votre tout-petit dans le lavabo les premières semaines ou de le changer sur une serviette posée sur un grand lit. Reste à trouver le bon équilibre entre confort et convictions !
Ce qui n'est pas du tout nécessaire : la cape de bain (à remplacer par une grande serviette), la housse de matelas à langer, le transat et les jouets de bain (dans un premier temps du moins !), voire les soins, que vous pouvez faire vous-même (voir p. 73).

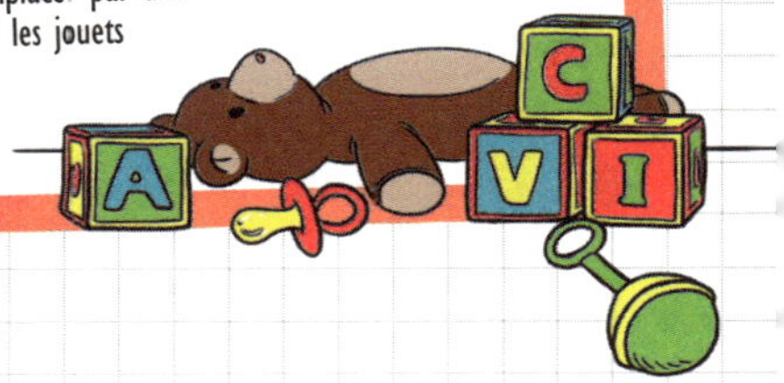

Pour les repas, j'investis dans :

- → 2 à 5 biberons + tétines (si vous donnez le sein, 2 suffisent pour commencer)
- → 1 boîte de coussinets d'allaitement
- → 1 crème d'allaitement à base de lanoline purifiée (la « graisse de laine » pour prévenir les crevasses)
- → 8 langes
- → 8 bavoirs
- → 1 chaise haute et 1 kit de vaisselle pour bébé (qui peuvent être achetés bien après la naissance)

Et pour le reste… je temporise !
La boîte doseuse pour lait infantile, l'égouttoir à biberons, le chauffe-biberon, le robot mixeur-cuiseur sont autant d'accessoires qui facilitent la vie au moment des repas sans être vraiment essentiels. Pourquoi ne pas essayer de vivre sans… quitte à les acheter, si besoin est, dans un second temps !

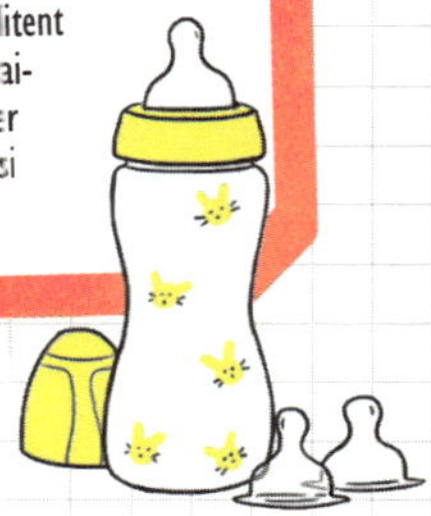

Et pour le reste… j'attends !
Les vêtements comme les premiers jouets d'éveil (tapis, hochets, etc.) font partie des grands classiques des cadeaux de naissance. Inutile de vous emballer pour le moment : vous allez bientôt crouler sous les petites grenouillères et les doudous ! En revanche, pas besoin d'investir dans un parc ou un transat, ce dernier étant d'ailleurs plutôt déconseillé quand il s'agit de favoriser la motricité du bébé.

Pour son trousseau, je prévois :

- → 7 pyjamas
- → 7 bodys
- → 7 paires de chaussettes
- → 2 gilets
- → 2 bonnets

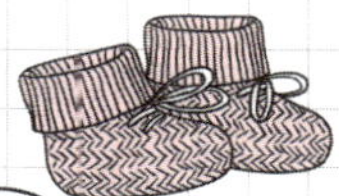

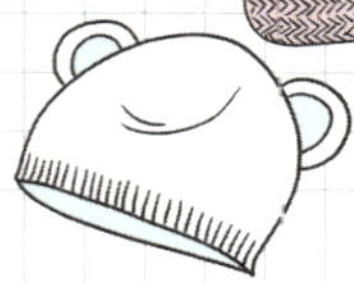

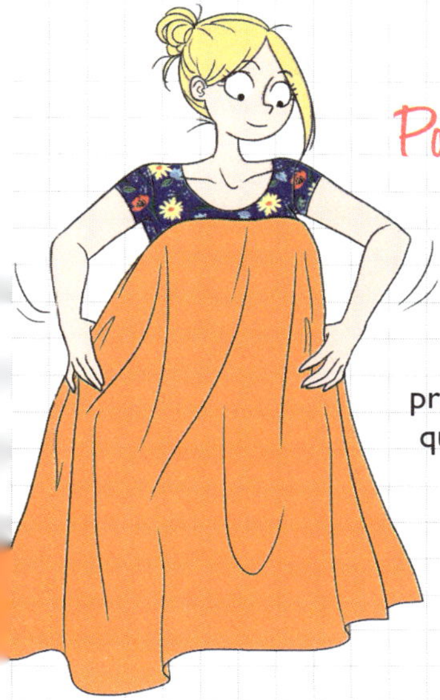

Pour les déplacements, je réfléchis !

Qui dit déplacements d'un bébé ne dit pas forcément poussette + porte-bébé + siège auto + écharpe de portage. En réalité, vous pouvez tout à fait adapter vos achats à vos futurs usages. Un exemple ? Si vous comptez porter votre bébé en écharpe les premiers mois, rien ne vous oblige à acheter une poussette premier âge. Vous pourrez passer directement à la poussette-canne quand votre bébé saura s'asseoir seul…

Et pour le reste… j'acquiers avec parcimonie !
Quel que soit le « moyen de transport » de votre bébé, il peut être bon de prévoir de quoi lui tenir bien chaud, surtout s'il naît en hiver. Une chancelière ou une petite couverture peuvent faire l'affaire.
En revanche, le lit parapluie ou le sac à langer peuvent attendre… voire ne pas s'avérer nécessaires du tout !

Allaitement : je me pose les bonnes questions !

Donner le sein ? Oui, vous aimeriez bien, ou du moins vous avez envie d'essayer, car à ce stade de votre grossesse, vous flippez. Zen ! Il suffit de vous poser les bonnes questions pour vous rassurer !

Est-ce que je vais faire le plein de lait ?

Normalement, oui !

La nature fait bien les choses. Ainsi, non seulement vos glandes mammaires se développent depuis votre puberté, mais le fameux cocktail hormonal de la grossesse (ici la prolactine et la progestérone) et la succion de votre bébé permettront à la mécanique organique d'être bien huilée ! Ensuite, plus votre bébé tétera, plus vous produirez du lait. En un mot : tout devrait rouler !

Je creuse la question si…

Votre mère ou votre grand-mère vous ont toujours dit qu'elles étaient en panne de lait ? Même si c'est rare, certaines femmes ont des déficits en prolactine qui peuvent être héréditaires. Veillez donc à aborder la question avec votre praticien en restant sereine. Vous n'êtes (heureusement) pas votre mère !

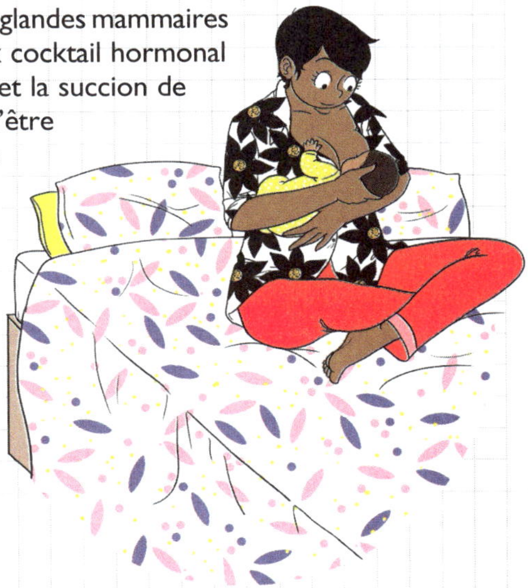

LA MAISON des MATERNELLES

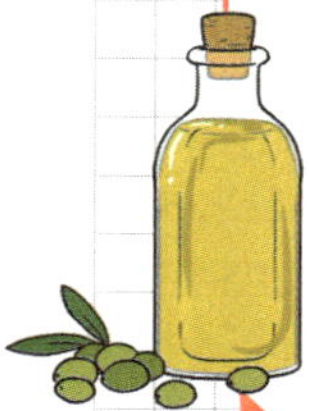

Les conseils d'Anna Roy pour chouchouter vos seins pendant la grossesse

Pendant la grossesse, les seins gagnent non seulement en volume, mais leur peau est aussi plus fine et vascularisée, les mamelons plus sensibles, etc. Mieux vaut donc en prendre soin !

- Pour éviter les vergetures, hydratez-les bien le matin avec une crème et enduisez-les d'huile d'olive bio le soir.
- Si vos mamelons grattent, tentez de changer de lessive et parlez-en à votre sage-femme, qui pourra vous conseiller un soin spécifique.
- Changez de soutien-gorge dès que vous ne vous sentez plus à l'aise. Au 3e trimestre, préférez un modèle spécial allaitement en coton ou en microfibres, une taille au-dessus de la vôtre, afin de pouvoir y glisser des coussinets d'allaitement.
- Prévoyez également une brassière pour la nuit !

Est-ce qu'on va m'aider ?

Oui, mais prenez les devants !

Entre votre sage-femme et votre médecin (s'il a un diplôme universitaire en lactation), puis l'équipe de la maternité, vous devriez être bien entourée. Toutefois, selon l'établissement et la charge de travail du personnel, ces pros ne seront peut-être pas toujours aussi disponibles que vous le souhaiteriez pour parler d'allaitement.

Mais alors, je fais comment ?

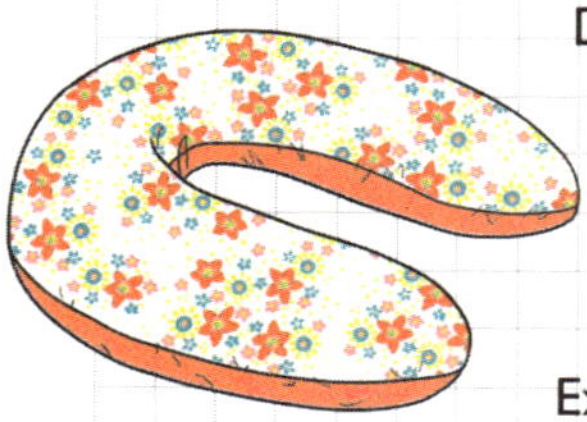

Dès le début de votre grossesse, prenez en compte, si possible, le facteur allaitement dans le choix de votre maternité et de votre suivi (hôpital labellisé Ami des Bébés, maison de naissance, sage-femme libérale, etc.).

Vers le 2e trimestre, n'hésitez pas à rencontrer une consultante en lactation certifiée IBCLC (International Board of Lactation Consultant Examiners) pour la mitrailler de questions !

Le jour J, emportez à la maternité les numéros à contacter en cas de problème d'allaitement (sage-femme libérale, consultante).

Est-ce que le papa va se sentir exclu ?

Non, si...

... vous prenez la décision d'allaiter en équipe ! Évidemment, il ne pourra jamais jouer dans votre division, mais vous pourrez trouver des alternatives ensemble pour qu'il ne se sente pas sur la touche ! Vite une idée ? Et si vous lui achetiez un maillot de peau-à-peau !

Et s'il botte en touche ?

Consultez ensemble votre praticien. Il pourra vous aider à mettre en place d'autres stratégies incluant le papa (tirer votre lait et donner le biberon, s'occuper du rot, etc.).

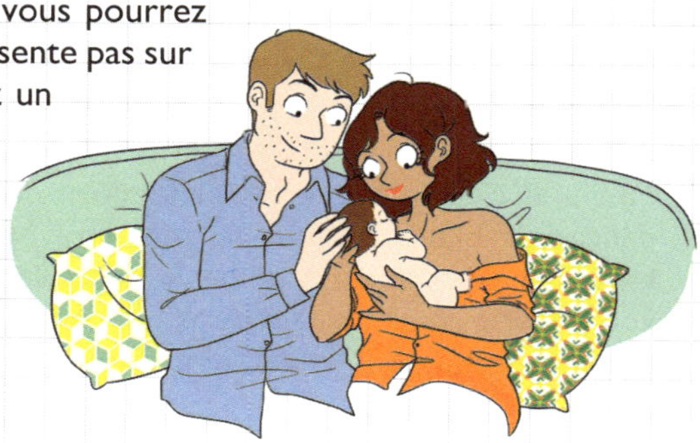

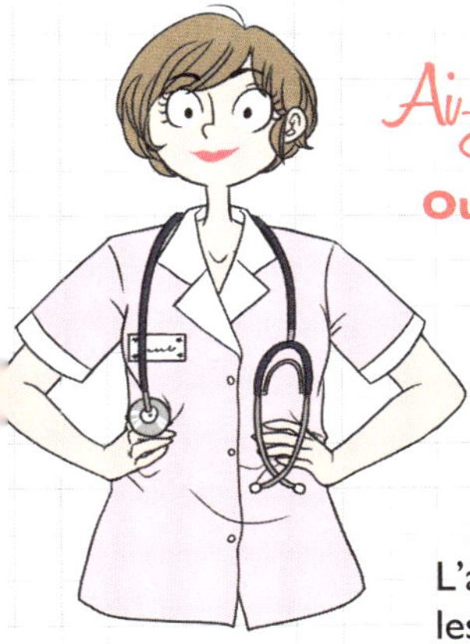

Ai-je besoin de potasser ?

Oui, mais…

En matière de préparation à l'allaitement, il y a deux écoles : certains praticiens préconisent de préparer les seins à la lactation pendant la grossesse ; d'autres voient en ces massages une source de pression inutile pour les mamans. Vous avez peur de ne pas avoir assez répété ? Rassurez-vous, votre organisme est au taquet !

Je me prépare quand même…

L'allaitement, ce n'est pas toujours du gâteau ! La mise en route, les crevasses, les engorgements sont autant de petits problèmes à identifier dès la grossesse avec votre sage-femme, pour savoir les résoudre lors de la tétée.

Allaitement : les accessoires utiles (ou non) !

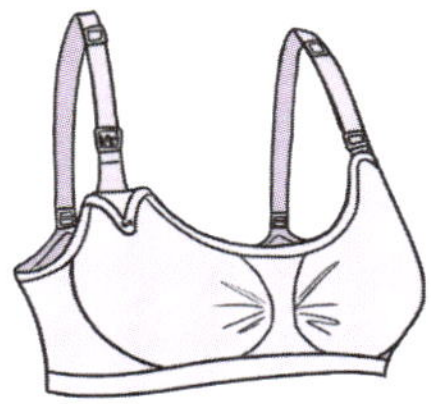

Vous êtes décidée à allaiter ? Prévoyez pour la maternité :

- 2 ou 3 soutiens-gorge d'allaitement ;
- des coussinets pour éviter les fuites ;
- une crème à base de lanoline purifiée.

En revanche, oubliez :

- les coquilles d'allaitement ;
- les bouts de sein ;
- le tire-lait.

S'ils peuvent faciliter l'allaitement, impossible de savoir aujourd'hui si vous en aurez vraiment besoin ! Votre praticien pourra vous conseiller à la naissance !

Et si je préparais les soins de mon bébé ?

Pas question d'étaler des substances toxiques sur le popotin de votre futur bambin ! Pour vous faire la main en attendant son arrivée, tentez les recettes ultra-saines proposées dans la Maison des Maternelles par Marie Bousquet, spécialiste des cosmétiques bio et cocréatrice des ateliers de la Souris Verte à Paris.

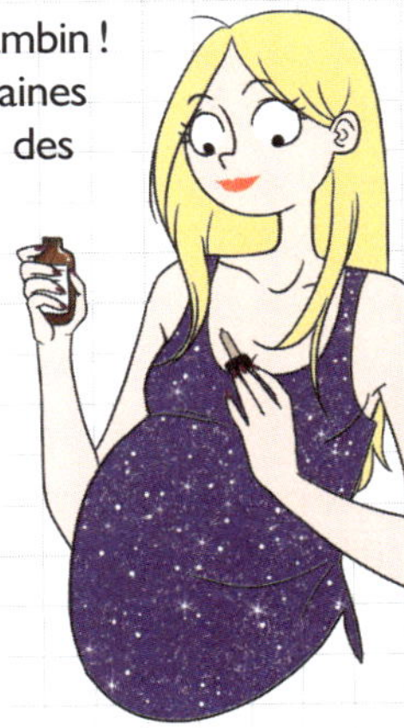

C'est quoi le problème avec les soins traditionnels ?

Conservateurs, agents antioxydants, tensio-actifs, émollients, parfums… Certaines substances utilisées dans les soins pour bébés sont décriées par les associations de consommateurs. Tour à tour allergènes, irritantes et pouvant même déséquilibrer le système hormonal (les perturbateurs endocriniens), elles peuvent, par effet cocktail, avoir une incidence sur la santé du tout-petit (voir p. 21-23). D'où l'intérêt de toujours privilégier des produits bio, composés d'un minimum d'ingrédients, ou des produits faits maison !

Je fabrique des lingettes écolos

Le matériel

- des carrés en fibre de bambou (10 × 10 ou 15 × 15 cm), ou des carrés de coton
- une boîte hermétique

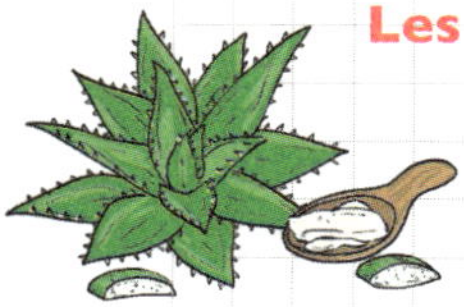

Les ingrédients

- du gel d'*Aloe vera*
- une bouteille d'hydrolat de fleur d'oranger, d'achillée millefeuille ou de camomille romaine

La recette

Dans un petit bol préalablement stérilisé, mélangez une même dose d'*Aloe vera* et de l'hydrolat choisi. Placez le mélange dans la boîte avant d'y ajouter les carrés de tissu ou de coton. À conserver 1 mois à température ambiante.

L'astuce en plus

Les carrés de tissu peuvent être nettoyés à la machine (60 °C) avant d'être réutilisés !

Je concocte du liniment oléo-calcaire

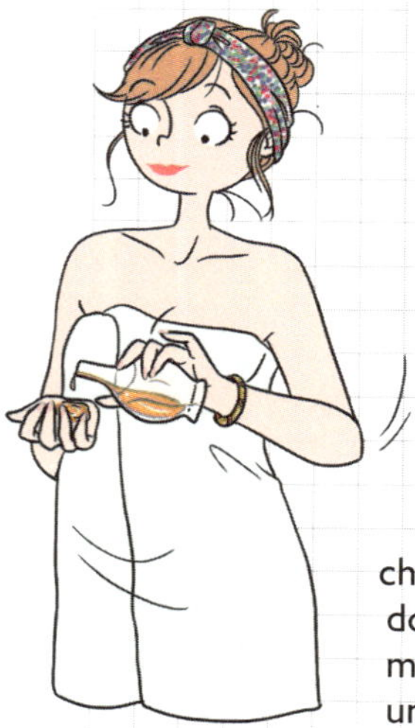

Le matériel

- un mixeur
- un verre doseur
- une bouteille en plastique

Les ingrédients

- 25 cl d'eau de chaux (en pharmacie)
- 25 cl d'huile d'olive. Les alternatives : l'huile de noyau d'abricot ou l'huile de tournesol, toujours bio, évidemment !

La recette

Versez l'huile d'olive et l'eau de chaux à parts égales dans le verre doseur, puis mélangez à l'aide d'un mixeur plongeant jusqu'à obtenir un mélange bien homogène. Versez le tout dans une petite bouteille et secouez avant emploi.

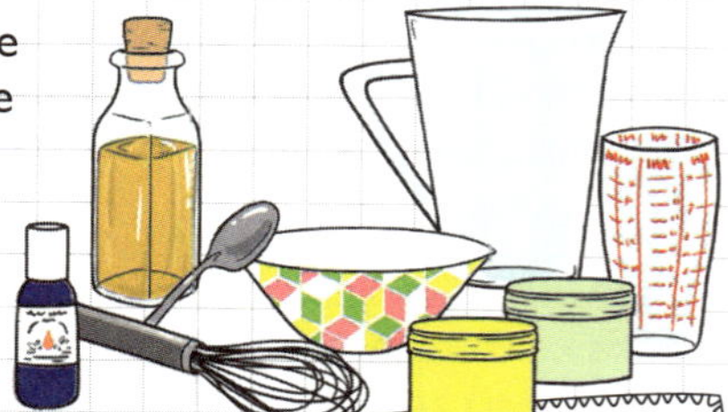

Envie d'aller plus loin ?
Direction le site de Marie : www.ateliers-souris-verte.com

L'astuce en plus

Le liniment oléo-calcaire peut aussi remplacer votre crème anti-vergetures !

Portage : c'est le moment de s'entraîner !

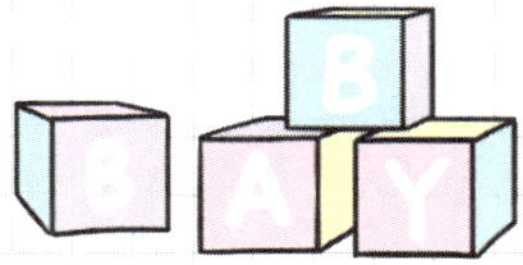

Faciliter le transit du bébé, favoriser son sommeil, le rassurer, assurer le bon développement de ses muscles et de ses articulations tout en renforçant le lien papa-maman-bébé : le portage a tout bon ! Encore faut-il savoir bien installer son poupon dans l'écharpe…

Quelle écharpe utiliser pour porter mon bébé ?

Pour un portage d'appoint (environ 30 minutes à la maison), un simple foulard peut suffire, à condition qu'il ne soit pas élastique et qu'il soit assez grand pour contenir votre tout-petit.

Pour des séances plus longues ou des balades, l'achat d'une écharpe spécifique au portage est conseillé (compter entre 40 et 80 €). Mesurant en moyenne entre 4 et 6 mètres, les écharpes classiques se différencient surtout par leur tissage.

- **Les écharpes tricotées,** plus ou moins extensibles, sont composées de coton et d'élasthanne. Si elles nécessitent toujours un double nouage, elles permettent aussi de sortir le bébé et de le réinstaller sans refaire le nœud. Pratique !
- **Les écharpes tissées** sont plus rigides que les écharpes tricotées, mais permettent un nouage simple et sont moins chaudes (donc conseillées en été).

Pour les sorties, j'apprends le croisé-enveloppé

Attention, ce type de double nouage convient si vous avez une écharpe tricotée. La bonne taille : 4,60 m (ou plus) !

1. Placez le milieu de l'écharpe sur votre poitrine.
2. Croisez les pans de tissu bien à plat dans votre dos avant de les hisser sur chacune de vos épaules.
3. Tirez légèrement sur le pan ventral de votre écharpe afin de faire de la place pour votre bébé. Glissez une de vos mains sous l'écharpe et venez asseoir votre bébé dans cette « poche » en veillant à toujours bien le soutenir.
4. Étalez l'écharpe dans le dos du bébé et lissez-la pour bien enlever tous les plis, puis créez une assise en remontant légèrement le tissu situé sous les fesses du bébé entre lui et vous.

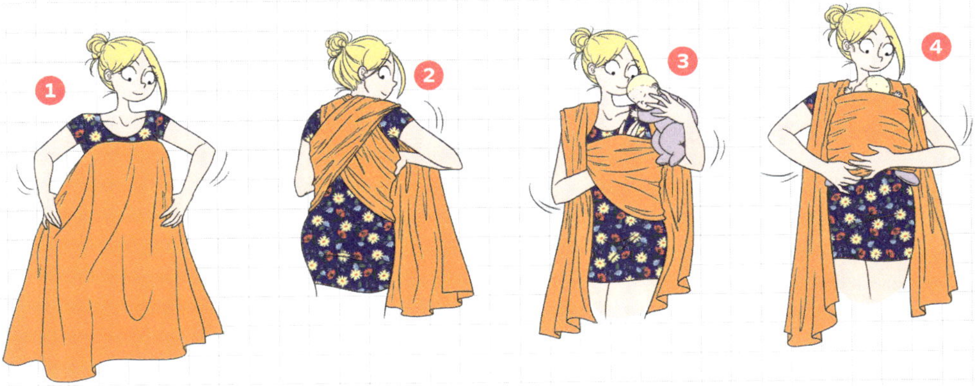

5 Soutenez votre bébé d'une main. De l'autre, serrez le pan de tissu sur votre épaule en le tirant vers le haut. En gardant le pan bien tendu en main, venez placer la bande de tissu sous l'assise de votre bébé. Renouvelez le geste de l'autre côté.

6 Après avoir ajusté le serrage pour que votre bébé soit bien centré, croisez les deux pans sous ses fesses, puis par-dessus ses jambes.

7 Terminez en réalisant un nœud plat dans votre dos.

Une installation sans risque !
Pour bien sécuriser votre bébé lors de du portage, veillez à toujours le soutenir d'une main sous les fesses, de l'autre à la base de sa tête !

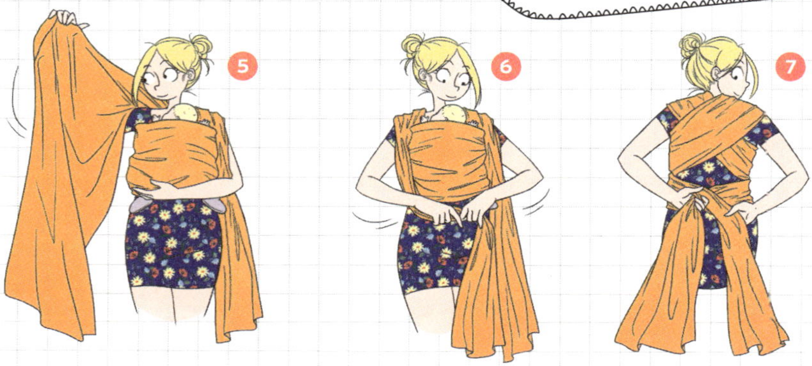

À la maison, j'adopte un portage d'appoint

Attention : ce type de nouage convient pour une écharpe rigide (foulard long ou écharpe tissée) !

1 Repérez le centre de votre écharpe et venez le placer de part et d'autre d'une de vos épaules.

2 Rassemblez les deux pans de tissu au niveau de la hanche opposée et réalisez un nœud plat au niveau de votre dernière côte. Faites ensuite coulisser le nœud dans le dos afin d'obtenir, à l'avant, la poche dans laquelle vous installerez votre bébé.

3 Placez votre bébé bien haut sur votre épaule et venez chercher ses pieds en passant la main à l'intérieur du foulard. Laissez-le ensuite glisser pour l'installer à hauteur du sein. Toute la « corde » du foulard doit être calée à l'arrière de ses genoux, comme s'il était assis sur une balançoire.

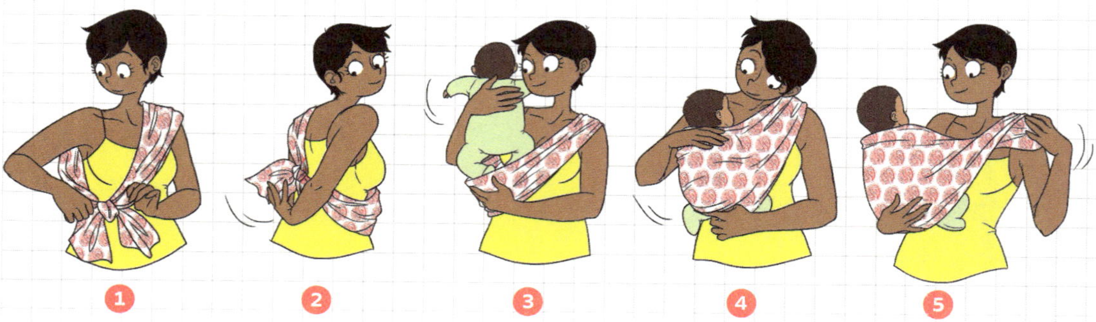

4. Si vous sentez que votre bébé est bien installé, surélevez-le légèrement en plaçant une main sous ses fesses. De l'autre, attrapez le foulard au niveau de son ourlet supérieur et dépliez-le pour envelopper votre petit jusqu'aux oreilles.
5. Terminez par une volte. Passez la main sous le foulard pour attraper l'ourlet le plus proche de la tête du bébé. Retournez-le et venez le placer loin sur l'épaule où repose l'écharpe pour y créer une sorte de manche (comme celle d'un tee-shirt).

Ma valise pour la maternité

Petite check-list pour ne rien oublier avant de rencontrer (enfin !) votre bébé…

Pour boucler mon dossier, j'embarque…

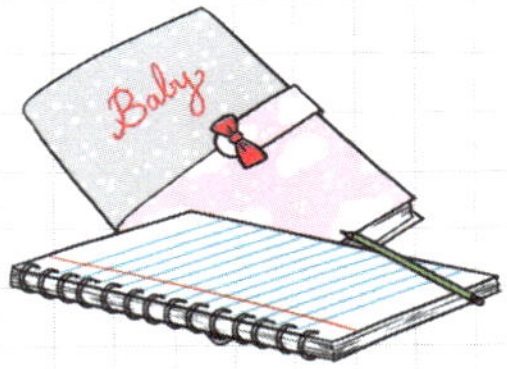

- une pièce d'identité
- mes cartes vitale et de mutuelle
- le livret de famille
- mon numéro d'allocations familiales
- mon dossier médical (échographies, sérologies, etc.)
- mon carnet de maternité
- mon carnet de naissance
- la reconnaissance anticipée de notre bébé (si le papa a pensé à la faire)

Pour la salle de travail, je prévois pour moi…

- une chemise de nuit (idéalement, qui s'ouvre sur le devant)
- un gilet bien chaud ou un petit peignoir
- une paire de chaussettes
- des chaussons
- un brumisateur d'eau

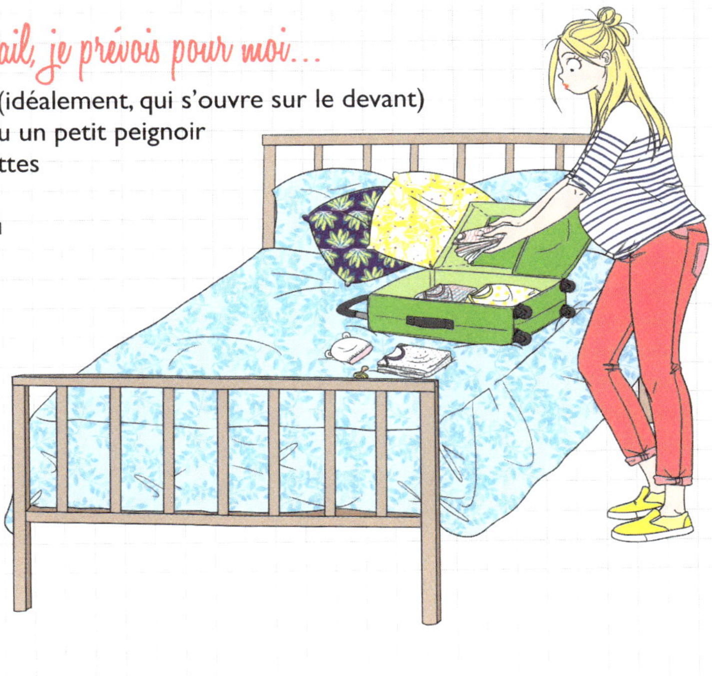

... et pour mon bébé

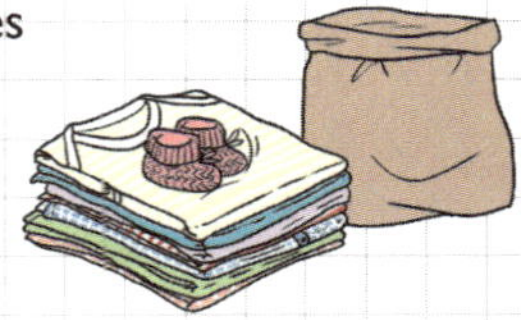

- un pyjama (taille 1 mois : qui sait, il sera peut-être dodu !)
- un body
- un gilet
- une paire de chaussettes
- un bonnet
- une turbulette

Pour un séjour à la maternité tranquillou, je me prépare...

- 2 ou 3 chemises ou tenues de nuit pas trop sexy
- mes bas de compression
- un peignoir ou un sweat
- une paire de chaussons
- quelques culottes-filets (fournies aussi par la maternité)
- un paquet de serviettes absorbantes/ antifuites spéciales maternité
- un nécessaire de toilette (soins + 2 serviettes)
- du maquillage
- mon téléphone et son chargeur
- une petite lampe d'appoint type veilleuse (pour éviter d'allumer les néons pas très cosy la nuit)
- une tenue pour la sortie
- mon nécessaire d'allaitement (voir p. 73)

LA MAISON des MATERNELLES

Les conseils d'Anna Roy, sage-femme de la Maison des Maternelles : dans mon sac, je mets aussi…

Le séjour en salle de naissance peut être plus long qu'on ne le croit. N'oubliez pas de prévoir de quoi vous distraire (tablette, magazines, lecteur de musique, etc.) et une petite pochette contenant des pièces pour la machine à café… Il est question que le papa vous accompagne sur la durée ? Une petite attention supplémentaire pour lui : du jus de fruit et de quoi grignoter pour qu'il évite la crise d'hypoglycémie !

... et pour mon bébé

- 5 bodys
- 5 pyjamas
- 2 ou 3 gilets
- 4 ou 5 paires de chaussettes
- 2 ou 3 serviettes de toilette
- 5 ou 6 langes
- une turbulette
- une tenue et un bonnet chaud pour la sortie

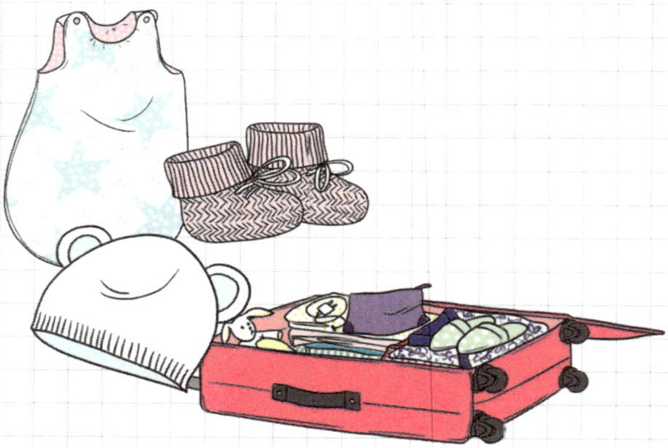

Chapitre 7

Mon accouchement

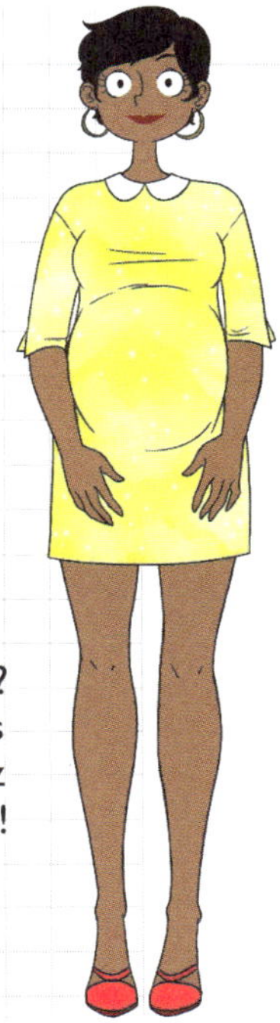

Après 9 mois de sacerdoce à prendre soin de vous et de votre bébé, vous voici dans la dernière ligne droite de votre grossesse… Il est vrai que, face à ce grand inconnu que représente l'accouchement, le doute vient souvent s'immiscer. Allez-vous y arriver ? Pourrez-vous rester sur les voies (parfois impénétrables) de la physiologie ? Pas de panique : vous pouvez mettre les chances de votre côté avec quelques réflexes simples ! Et souvenez-vous : peu importe si tout ne se déroule pas comme vous l'aviez escompté. La seule chose qui compte : votre divin enfant sera bientôt là, à vos côtés !

C'est quoi, ces contractions ?

Si on devait en croire les films romantiques, il faudrait partir à la maternité dès la première contraction tout en soufflant comme un petit veau. En réalité, c'est plus compliqué. Petit précis pour y voir plus clair.

1. La (vraie) fausse contraction

Dès le 2e trimestre, il n'est pas rare de ressentir des contractions (le ventre devient dur) non douloureuses. Normales, ces contractions, dites de Braxton Hicks, permettent à la fibre musculaire de l'utérus de se distendre. Vous les ressentirez peut-être une ou deux fois par jour jusqu'au début du 3e trimestre, puis en mode crescendo jusqu'au 8e mois.

Vous n'êtes pas rassurée ? Si les contractions ne sont pas régulières, n'augmentent pas en intensité et durent moins d'une minute, restez zen !

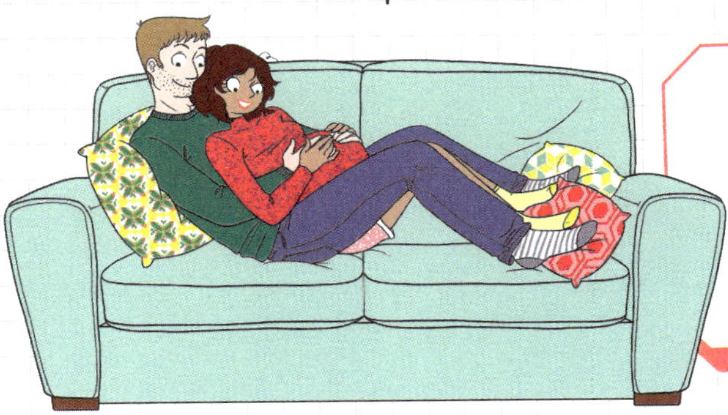

Mes médecines douces en cas de contractions

En homéopathie

- Actaea racemosa 15 ch, 5 granules 2 fois par jour si les contractions s'accompagnent d'anxiété.
- Chamomilla 5 ch, 5 granules toutes les heures si les contractions sont douloureuses et que vous vous sentez agitée.

L'oligothérapie

1 ampoule de magnésium matin et soir peut apaiser vos contractions… après accord de votre praticien !

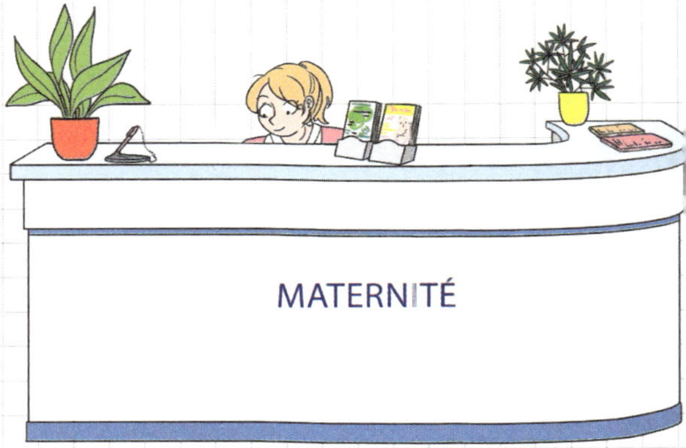

2. La contraction de travail

Il en suffira d'une pour que vous la reconnaissiez : le ventre se durcit et la douleur apparaît, irradiant parfois dans le dos avant de s'intensifier. Et quand les contractions deviennent régulières, de plus en plus longues et fortes, le travail s'annonce !

Mais alors, on part quand ?

- Vous n'êtes pas encore à 37 SA, filez immédiatement !
- C'est votre premier ? Attendez que les contractions soient douloureuses et régulières pendant 2 heures et qu'elles se répètent toutes les 5 minutes.
- Vous en avez vu d'autres (enfants) ? Attendez 1 heure avec des contractions espacées de 10 minutes !

LA MAISON des MATERNELLES

Je pars ou pas ? Les conseils d'Anna Roy, sage-femme de la Maison des Maternelles

- Si vous avez perdu le bouchon muqueux (un amas de glaires), votre col se ramollit tranquillement. Pas la peine de bouger !
- Si votre bébé ne bouge pas comme d'habitude, ne réagit pas aux stimuli (voir p. 13), partez !
- Si vous avez des saignements, filez !
- Si vous avez des pertes de liquide inhabituelles, un écoulement franc (signe de rupture de la poche des eaux), direction la mater' !

L'accouchement sans péri : je tente ou pas ?

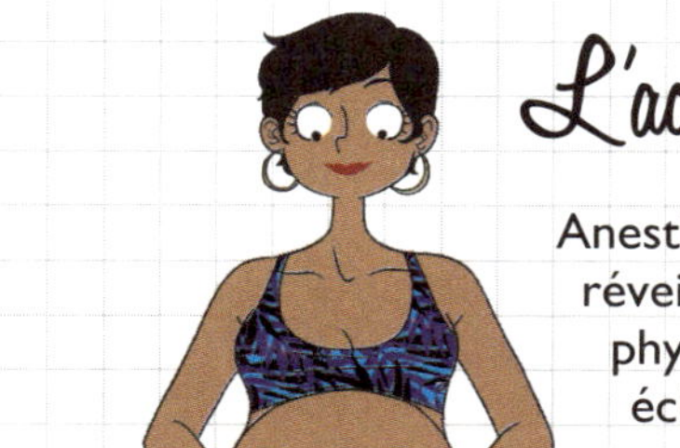

Anesthésie ou pas d'anesthésie : telle est la question qui vous réveille la nuit ! S'il est vrai que péri ne rime pas vraiment avec physiologie, il est important que vous puissiez faire un choix éclairé ! Quelques pistes pour vous guider !

La péridurale, quèsaco ?
Cette anesthésie locale des membres inférieurs (dite locorégionale) consiste à passer une aiguille dans l'espace péridural de la colonne vertébrale entre deux vertèbres. On insère alors un cathéter relié à une perfusion d'anesthésiant, qui inhibe la douleur.

J'hésite…

D'un côté, il y a celles qui voient en la péridurale l'incarnation du mal. De l'autre, celles qui pensent que l'anesthésie, c'est béni ! Quand vous en parlez avec vos amies, il n'y a pas de compromis ! Pourtant, vous doutez… Que faire ?

1. J'arrête de culpabiliser !

Oui, vous avez le droit d'hésiter ! Après tout, vous êtes face à tant d'inconnues ! Quel sera votre seuil de tolérance à la douleur ? Combien de temps durera le travail ? Serez-vous épuisée ? Autant de facteurs, aujourd'hui imprévisibles, qui influenceront votre décision.

2. Je pèse les pour et les contre

S'il fallait vous baser simplement sur l'acte, vous partiriez en courant. Mais voilà, la péri a d'autres arguments…

Les avantages (oui, il y en a) !	Les inconvénients (car il y en a aussi)
• On sent le travail, la délivrance, le tout sans souffrance ! • Le temps de travail n'est pas allongé. • Elle limite le recours à une anesthésie en cas d'urgence. • Elle est une perspective rassurante pour les mamans stressées.	• Elle augmente le nombre de gestes médicaux. • Elle peut avoir des effets secondaires (rares) : maux de tête, vertiges… • Elle ne favorise pas le lien maman-bébé. • Elle génère un temps de récupération supplémentaire après la naissance.

3. Je fais le point sur mon état d'esprit

Après avoir échangé avec vos praticiens, et surtout l'anesthésiste, posez-vous une seule question : de quoi avez-vous envie en priorité (voir p. 34) ? Ne pas avoir de douleurs ou vivre la naissance comme elle se présente ? Il n'y a pas de bonne ou de mauvaise réponse : juste votre état d'esprit !

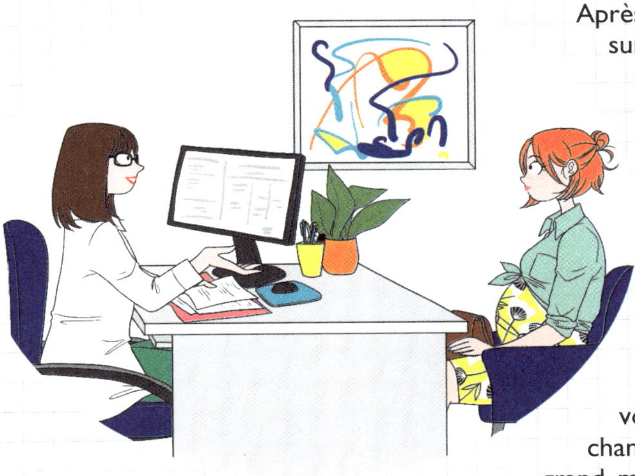

Je suis décidée : c'est non !

Non, la péridurale ne passera pas par vous ! Reste donc à mettre toutes les chances de votre côté pour bien vivre ce grand moment de bonheur (et de douleurs). Le bon réflexe : la méthode PERI (si, si) !

Préparée je serai !

Respiration, relaxation, visualisation… Ce que vous avez appris en prépa à la naissance sera essentiel le jour J. Ne négligez pas vos séances ! De même, tous les coups de pouce des médecines douces sont à prendre. L'acupuncture pour préparer le col, l'homéo et la phyto pour mieux vivre les contractions et les angoisses… Go !

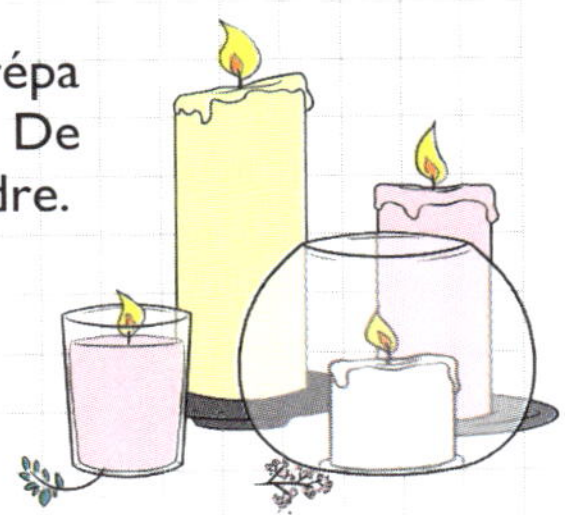

Rétroplanning antidouleurs

- Dès le début de la prépa jusqu'à la naissance : réserver 5 minutes par jour (ou plus) pour s'entraîner
- Vers 7 mois : prendre rendez-vous chez l'acupuncteur et votre praticien en homéo ou en phyto
- Début du 9e mois : commencer le massage du périnée (voir p. 65).
- À J -15 : préparer votre kit homéo/phyto (voir p. 79).

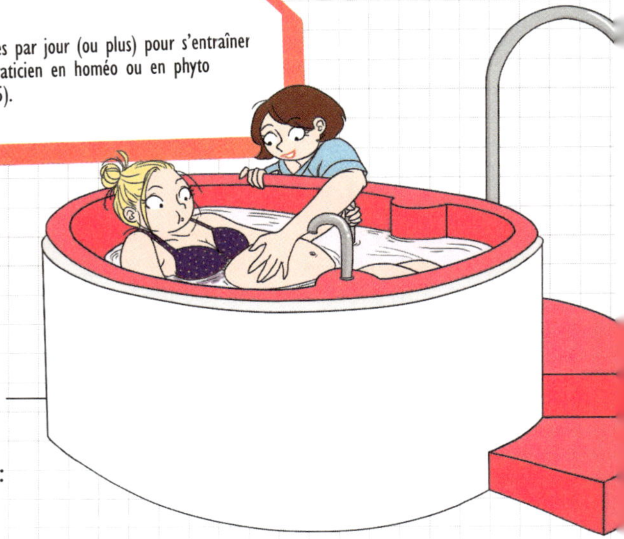

Équipée je serai (tout comme la maternité) !

Le ballon, les suspensions et la baignoire de prétravail sont autant d'équipements permettant d'alléger la douleur des contractions, d'où l'utilité de savoir si votre maternité en est équipée ! À compléter par tout ce qui peut vous apaiser : coussin d'allaitement, playlist zen, etc. !

Renseignée je serai !

Le jour J, vous aurez peut-être besoin d'un petit coup de pouce. Profitez du rendez-vous (obligatoire) avec l'anesthésiste pour faire le point sur les alternatives à la péridurale et vérifiez qu'un praticien formé à votre prépa (hypnose, acupuncture) sera là pour vous accompagner.

Intraitable je ne serai pas !

Le jour J, votre sage-femme vous donne des indications (peu diplomatiques) sur la poussée ? Écoutez-la ! Votre médecin pense qu'une anesthésie s'impose ? Ne soyez pas obstinée. Quand il s'agit d'une urgence, rappelez-vous : ce n'est pas vous la pro de la santé !

Les alternatives à la péri

- **La rachianesthésie :** anesthésie locorégionale généralement réservée à la césarienne, elle est plus facile à poser mais plus limitée que la péri (elle dure 2 heures max !).
- **La péridurale déambulatoire :** moins dosée, elle permet de se déplacer. Si elle a bien des avantages (expulsion raccourcie, contractions mieux supportées), elle reste peu pratiquée.
- **Le protoxyde d'azote :** respiré au masque, il permet d'oxygéner les tissus et aide le col à se relâcher. Rien de tel pour souffler un coup !

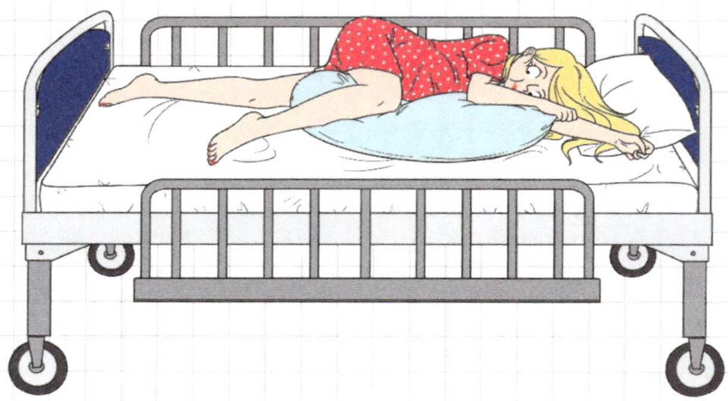

Toujours pas de bébé ? Mes pas-à-pas au naturel !

Qui ne rêve pas d'un bébé qui passerait (le col) comme une lettre à la poste ? Mais voilà, il n'est pas disposé à faire sa grande traversée comme vous l'aimeriez. Heureusement, il existe des solutions douces pour lui donner un coup de pouce…

1. Mon bébé est têtu comme une mule !

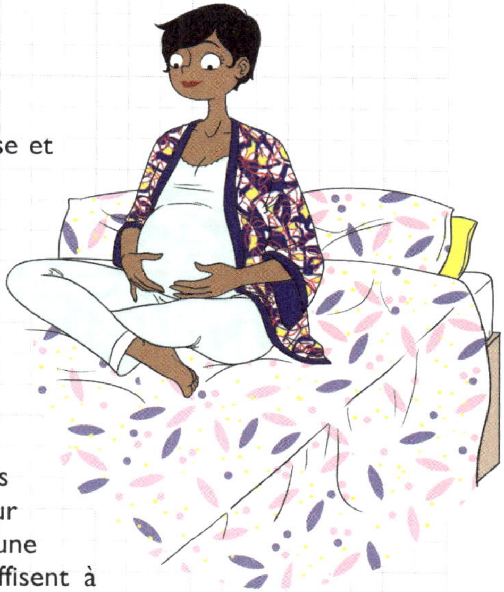

Le problème

Vous approchez doucement de la fin de votre grossesse et votre bébé n'a toujours pas la tête en bas.

Pour commencer…

Patientez ! Si vous n'êtes pas encore dans votre 7e mois, votre petit paresseux va peut-être finir par se décider. En revanche, s'il reste obstinément tête en haut à la 3e écho, puis à 37 SA, une présentation en siège sera sûrement diagnostiquée.

Ensuite…

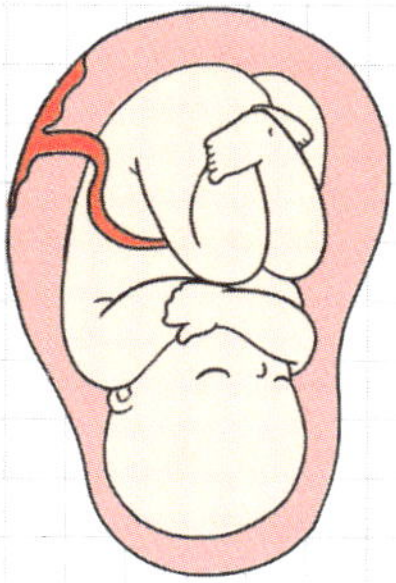

Prenez rendez-vous chez l'acupuncteur dès 32 SA. En effet, chez une future maman sur deux dont le bébé n'est pas retourné, une ou plusieurs séances d'acupuncture suffisent à le motiver. Une autre piste parfois très efficace : la chiropraxie !

Enfin…

Ne désespérez pas ! Si, vers 8 mois, la situation n'a pas évolué, votre sage-femme pourra réaliser une version par manœuvre externe. Non invasif (mais peu agréable), ce geste consiste à faire pivoter votre tout-petit sur son axe par des manipulations au niveau du ventre.

Mon bébé est en siège : c'est la césarienne assurée ?
Même si la présentation en siège est considérée comme étant à risque, certaines équipes peuvent proposer un accouchement par voie basse si votre bébé est descendu dans le bassin, si les contractions sont efficaces et si le col est bien dilaté. Ce type de naissance n'est toutefois pas pratiqué dans toutes les maternités. Parlez-en à votre sage-femme !

2. Mon bébé est (trop) bien là où il est !

Le problème

Votre accouchement était prévu hier… et toujours rien !

Pour commencer…

Revoyez vos estimations ! Le calcul du terme n'est pas une science exacte. Prévoyez une marge d'erreur de plus ou moins 5 jours avant de vous emballer !

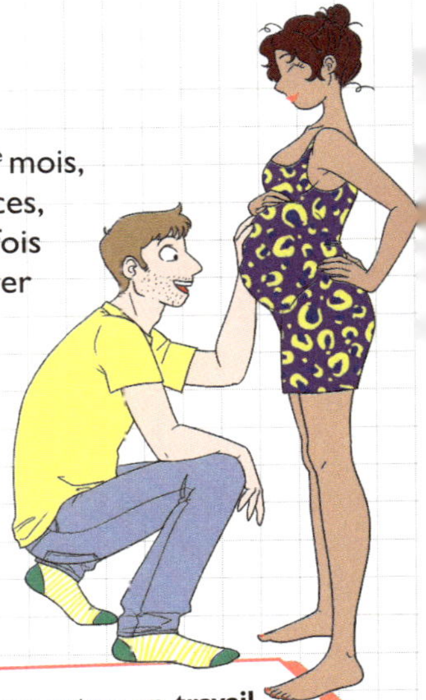

Ensuite…

Prenez rendez-vous chez l'acupuncteur (toujours lui !). Au cours du 9e mois, quelques séances pourront rendre les contractions plus efficaces, favoriser la maturation du col, etc. Des séances à prolonger une fois le terme dépassé pour faciliter la descente de votre bébé et accélérer l'accouchement.

De la même façon, c'est le moment de prendre rendez-vous chez l'homéopathe. À ce stade de votre grossesse (encore plus qu'avant), pas de recette miracle. Le traitement doit être personnalisé ! Votre praticien pourra toutefois privilégier :

- Ignatia et Gelsemium pour surmonter certains blocages psychologiques ;
- Folliculinum en échelle pour induire la variation hormonale qui donnera à votre corps le top départ du travail.

Enfin…

Faites des câlins ! Le sperme contient des prostaglandines, une hormone qui aide le col à arriver à maturité et stimule le travail.

Les fausses bonnes idées pour entrer en travail

- Le grand ménage : les efforts physiques ne déclenchent pas le travail, mais vous épuisent !
- Les feuilles de framboisier : en phyto, cette plante agit sur l'hypophyse et favorise le travail via la production d'ocytocine, mais elle peut aussi modifier la coagulation et poser problème si une anesthésie s'impose.
- L'huile de ricin : bien qu'elle favorise la maturation du col, elle est aussi un laxatif ultra-puissant…

3. Mon bébé freine des deux pieds !

Le problème

Vous avez des contractions, vous êtes partie à la maternité… et toujours pas de bébé. Résultat : vous craignez d'être déclenchée.

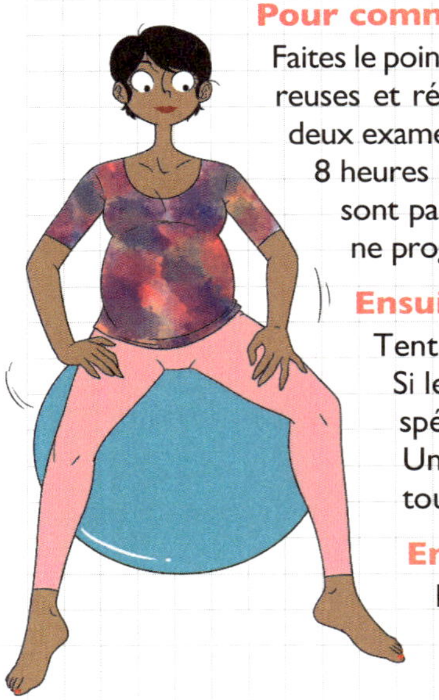

Pour commencer…

Faites le point ! Le travail ne commence que quand les contractions sont douloureuses et régulières, d'une part, et quand le col de l'utérus se modifie entre deux examens, d'autre part. Si c'est votre cas, vous devriez accoucher environ 8 heures plus tard (voire plus) ! C'est alors seulement si les contractions ne sont pas efficaces, que la dilatation n'est pas régulière ou que votre bébé ne progresse pas bien dans le bassin qu'un déclenchement sera envisagé.

Ensuite…

Tentez l'acupuncture et l'homéopathie.

Si le déclenchement est prévu, l'acupuncture (avec une sage-femme spécialisée) peut aider à raccourcir et à ramollir le col.

Une fois que le travail a commencé, Caulophyllum 5 CH, 5 granules toutes les 15 minutes, permet d'accélérer les contractions.

Enfin…

Bougez (voir p. 85-86) ! Le travail a commencé ? Tentez de marcher ou de monter les escaliers.

Le travail est plus avancé ? Faites des mouvements de bascule du bassin, balancez-vous de gauche à droite… Il finira bien par descendre !

Être en mouvement pendant l'accouchement : c'est tendance (et utile) !
Longtemps préconisée par les sages-femmes, la mobilité durant les différentes phases du travail est désormais reconnue comme utile par la Haute Autorité de santé (HAS) ! En effet, elle permettrait non seulement de mieux gérer la douleur, et donc de moins recourir à l'analgésie, mais aussi de favoriser la descente du bébé dans le bassin, d'améliorer son oxygénation et même de raccourcir le temps d'accouchement !

J'accouche, je bouge !

Pas question de flemmasser entre les étriers ! Pour que votre bébé pointe le bout de son nez sans aide médicalisée (ou presque), il va falloir bouger ! Quelques exemples de postures qui vous rendront la vie et la naissance plus simples…

1er stade du travail : je bouge autant qu'il le faut !

Qu'est-ce qui se passe ?

Le 1er stade du travail commence par vos premières contractions régulières et finit quand votre col est complètement dilaté. C'est la phase la plus longue de l'accouchement (environ 8 heures si c'est votre premier).

Les positions et les mouvements qui aident

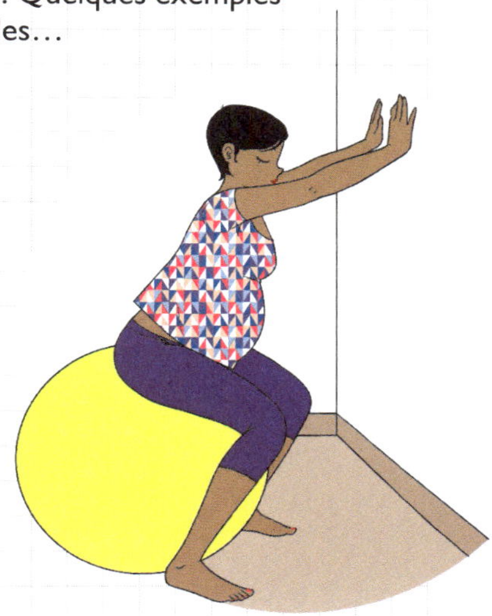

Assise sur un ballon

Assise sur le ballon jambes légèrement écartées, appuyez-vous contre un mur avec vos mains pour soulager votre dos, votre bassin et relâcher votre périnée. L'alternative : vous placer face à votre + 1 et le tenir par la taille.

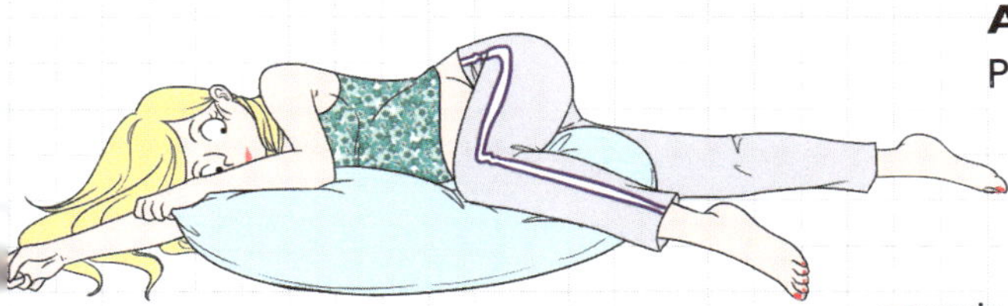

Allongée sur le côté

Pour vous détendre pendant les contractions et bien oxygéner votre bébé, installez-vous sur le côté (en basculant presque sur le ventre), la jambe du dessous tendue, l'autre sur un coussin. À alterner à droite et à gauche.

Les postures verticales (debout, accroupie)

La gravité peut aider votre bébé à descendre dans le bassin ! Veillez donc à multiplier les positions verticales, comme la marche, les bascules et les rotations de bassin debout, ou la position accroupie, en appui sur le dossier d'une chaise, contre un mur ou votre homme.

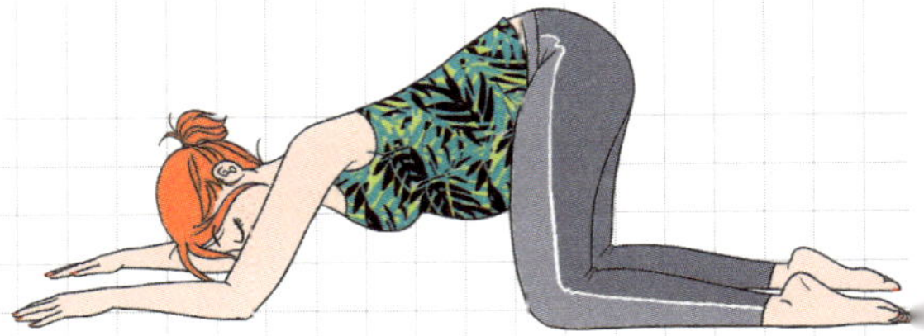

À quatre pattes

Pour soulager votre dos, apaiser les contractions dans les reins ou respirer plus facilement, tentez de vous mettre à quatre pattes sur vos genoux et vos coudes.

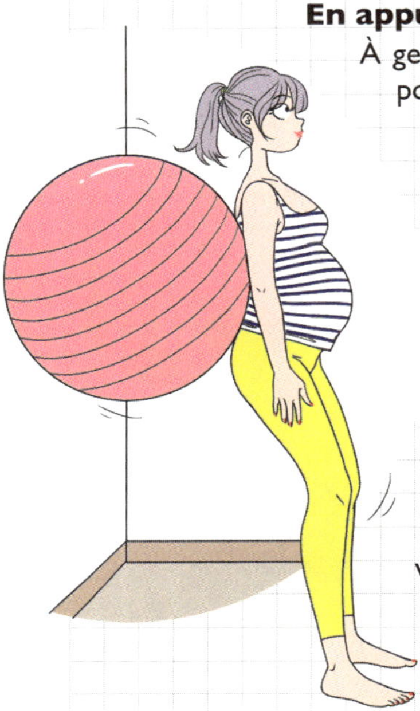

En appui sur le ballon

À genoux, reposez vos bras et votre visage sur le ballon. Dans cette position, votre homme peut aussi vous masser pour soulager votre dos. L'alternative : placez-vous debout derrière la table de travail, la tête et les bras sur un coussin.

L'automassage (voir le tuto de Karim, p. 44)

Non seulement il apaise votre dos, mais il favorise l'efficacité des contractions et la descente du bébé. Laissez-vous tenter !

2e phase du travail : je choisis la posture qui me convient

Qu'est-ce qui se passe ?

La 2e phase du travail commence quand la dilatation du col est complète et elle finit avec la naissance. Beaucoup plus courte, elle va surtout être pour vous l'occasion de trouver la bonne position pour guider votre bébé vers la sortie !

C'est votre choix

En France, la position gynécologique (allongée sur le dos, les pieds dans les étriers) est très souvent privilégiée. Le hic : non seulement elle augmenterait la douleur et le recours aux forceps et aux ventouses, mais elle favoriserait aussi les anomalies du rythme cardiaque chez le bébé. La HAS recommande donc de laisser la maman adopter la posture qui lui semble la plus confortable !

Les postures à tenter

Allongée sur le côté (voir p.85)

Idéale, cette position permet d'ouvrir le bassin, facilite la poussée et préserve le périnée.

Accroupie

Si elle favorise la descente du bébé grâce à la gravité, la position accroupie nécessite aussi que la salle de travail soit équipée de suspension pour pouvoir vous aider dans la poussée.

À quatre pattes

Au-delà de ses effets sur les contractions et la respiration (voir page ci-contre), cette posture est intéressante pour aider votre bébé à se retourner s'il est orienté face à votre ventre et non à votre dos.

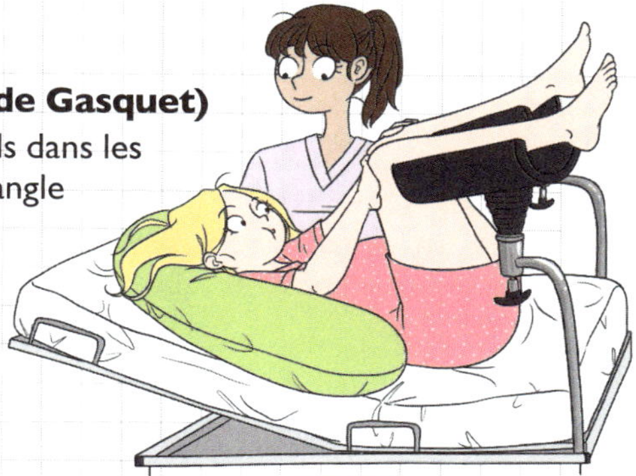

Sur le dos « en chasse-neige » (posture du Dr de Gasquet)

Si vous êtes plus à l'aise sur le dos, installez-vous les pieds dans les étriers et les jambes fléchies sur votre ventre, afin que l'angle entre vos cuisses et votre colonne soit légèrement inférieure à 90°. À noter : cette position nécessite que le plan d'accouchement soit aménagé (avec les étriers plus hauts et la table d'accouchement basculée pour que le bassin soit bien positionné). N'hésitez pas à en parler à l'équipe qui vous suit !

LA MAISON des MATERNELLES

Vais-je pouvoir accoucher dans « ma » position ?
L'avis d'Anna Roy, sage-femme de la Maison des Maternelles

Oui, s'il n'y a pas de contre-indications médicales (placement du bébé, du placenta, du cordon, prématurité…) ou de contrainte mécanique (une péridurale trop dosée) qui vienne la gêner. Il faut aussi que les positions d'accouchement soient intégrées aux protocoles du service pour que l'équipe puisse vous accompagner en toute sécurité !

Mon accouchement n'a pas été aussi naturel que je l'aurais voulu...

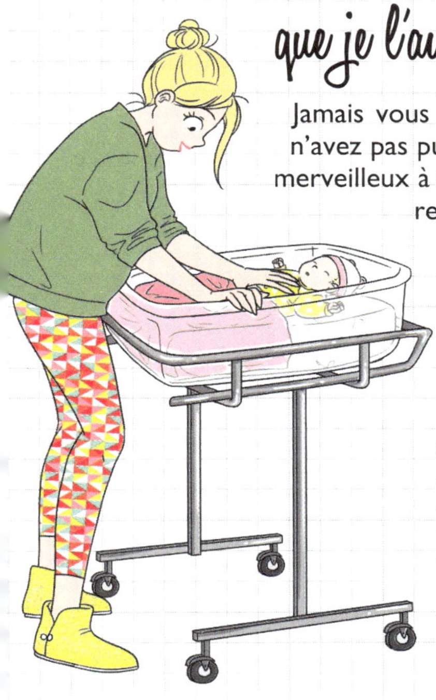

Jamais vous n'aviez été aussi bien préparée… Mais voilà, le jour J, vous n'avez pas pu respecter votre projet de naissance. Pourtant, avec un bébé merveilleux à vos côtés, vous êtes loin d'être hors sujet. Trois étapes pour redoubler de bienveillance envers vous-même.

À la maternité, je ne néglige pas l'intégration (familiale) !

L'équipe de la mater' a fait l'impasse sur votre projet de naissance ? Vous n'avez pas pu faire du peau-à-peau ? Si vous êtes en droit d'être déçue, il est important de préserver le petit nouveau de la famille.

→ Veillez à lui expliquer avec des mots simples vos émotions. Même s'il ne vous comprend pas encore, il retrouvera cette voix et cette douceur qui l'ont bercé pendant 9 mois. Rien de tel pour le rassurer avant la rentrée (à la maison) !

De retour à la maison, je ressors ma copie !

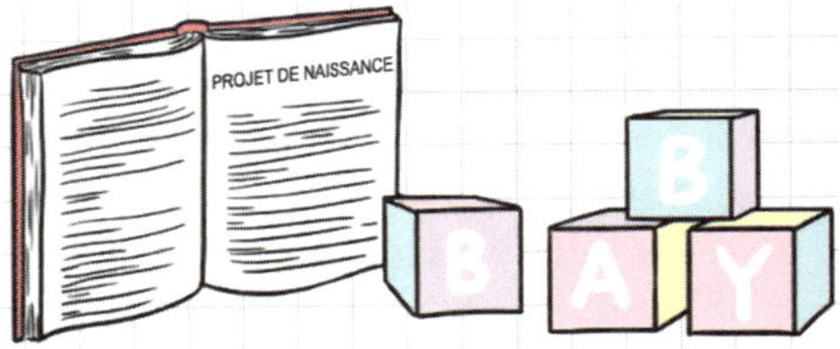

Aujourd'hui, vous avez l'impression de ne pas avoir assuré en demandant la péri… Mais, avec du recul, vous vous apercevrez que vous n'avez pas été un cancre.

→ Dans les jours suivant votre retour, ressortez votre projet de naissance et réalisez ces deux exercices.

1. Notez sur une feuille ce que vous avez ressenti pendant l'accouchement : quel moment a été difficile ? Pourquoi ? Ensuite, comparez-la à votre projet. L'objectif : comprendre où vous en êtes aujourd'hui et ce sur quoi vous devez travailler.
2. Cochez sur votre projet ce que vous avez accompli. Vous avez cartonné à la première tétée ? Le papa a coupé le cordon ? Finalement, vous vous êtes bien débrouillée !

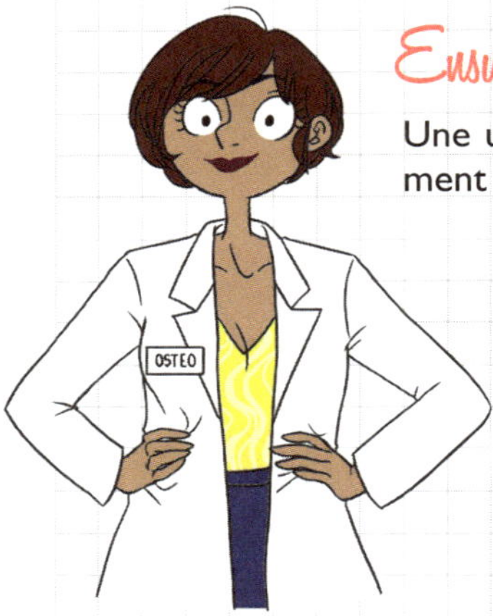

Ensuite, je demande du soutien !

Une urgence médicale, une césarienne imprévue… Parfois, l'accouchement laisse des traces psychologiques plus durables. Laissez le corps reprendre le relais de la tête en tentant :

- **l'haptonomie postnatale**, indiquée si vous avez la sensation d'être passée à côté de la rencontre avec votre bébé ;
- **l'ostéopathie tissulaire** (une approche holistique de l'ostéopathie visant à rééquilibrer la mémoire des tissus humains après un choc), qui, par certaines manipulations, permet de surmonter et de positiver les moments difficiles de l'accouchement ;
- **l'hypnose,** qui, en une seule séance, peut aider à se remettre d'un accouchement traumatique !

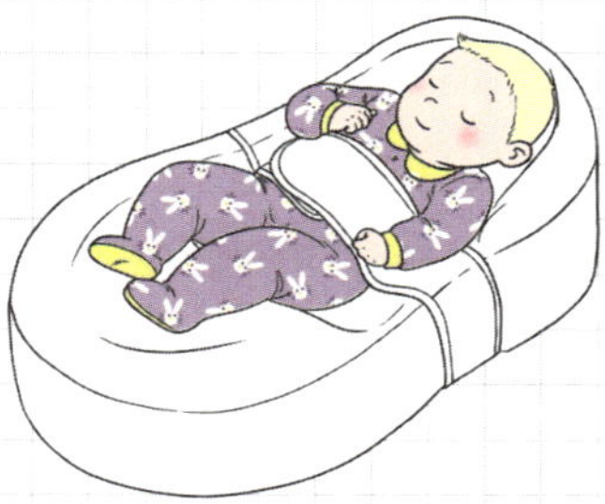

Chapitre 8

Ça y est, votre bébé est arrivé !

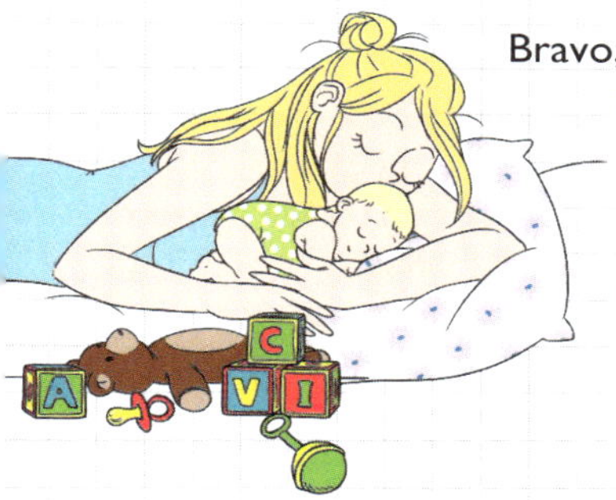

Bravo, vous avez complété haut la main le marathon de l'accouchement ! C'est désormais le moment de vous attaquer à l'ultra-trail de la maternité ! Eh oui, si les premiers mois avec votre bébé sont l'occasion de créer des souvenirs magiques, ils sont aussi loin d'être de tout repos ! Mais rassurez-vous, vous allez relever le défi haut la main avec une recette gagnante : beaucoup de repos, quelques petites astuces pour commencer votre nouvelle vie à trois et le petit coup de pouce des médecines douces.

4 règles d'or pour un retour à la maison en toute sérénité

Vous rêvez de retrouver votre petit nid avec votre poussin tout en craignant la jungle du monde extérieur ? Gardez en tête ces quelques règles, et votre retour de la maternité devrait être doux (comme un agneau) !

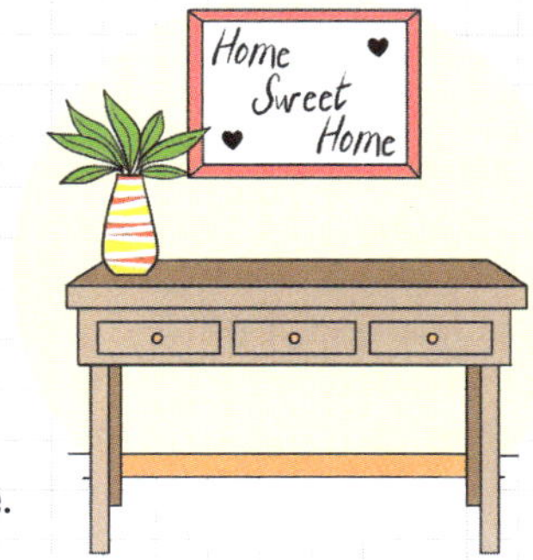

1. Je fais la fourmi

Inutile de faire l'autruche ! En rentrant à la maison, vous allez avoir mille et une choses à faire, ne serait-ce qu'avec votre bébé. Inutile d'ajouter à votre emploi du temps de ministre des considérations pragmatiques.

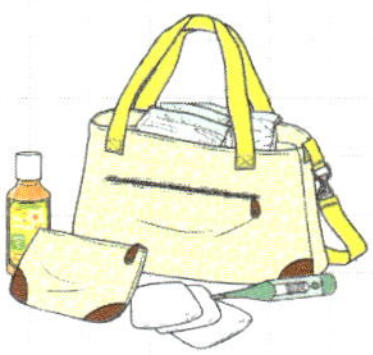

La solution

Planifier tout ce qui peut l'être avant la naissance. Profitez ainsi de votre fin de grossesse pour :

- commander des couches, du coton, de l'eau ;
- cuisiner des petits plats à congeler ;

- choisir un modèle de faire-part, faire une ébauche de texte, mettre votre carnet d'adresses à jour ;
- prendre contact avec les professionnels de santé qui vous suivront après la naissance (pédiatre, ostéopathe, sage-femme, etc.) ;
- mettre sur votre liste de naissance des cadeaux utiles (heures de ménage, baby-sitting, etc.).

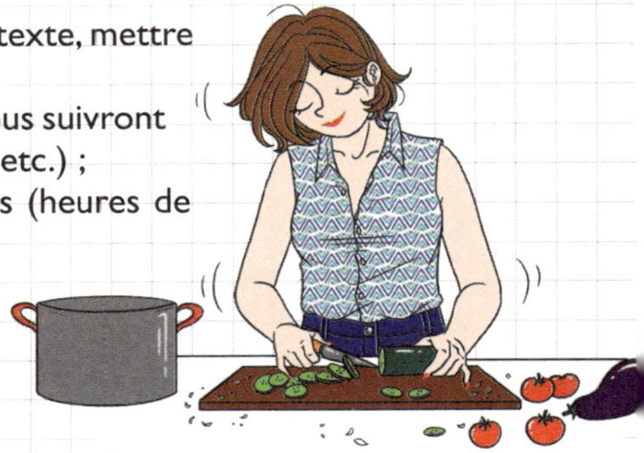

2. Je dors comme un loir

On vous le répète sans cesse depuis 9 mois, mais c'est vrai : votre capacité à hiberner en même temps que votre bébé sera la clé d'un quotidien serein !

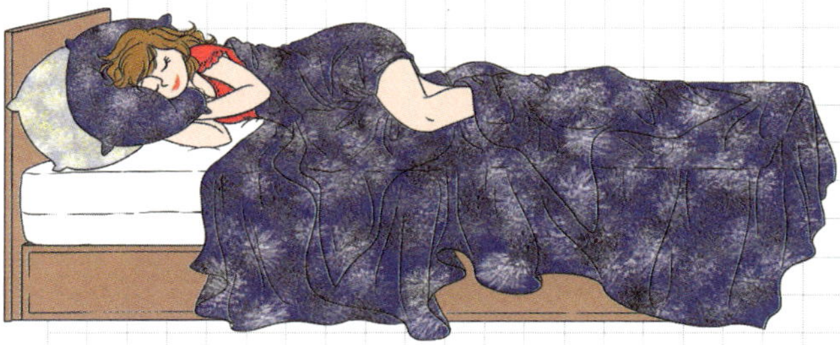

La solution

Adoptez un rythme de nourrisson, au moins au cours du premier mois. Comment ? En dehors du temps passé à soigner votre chaton, dodo ! Et pour compenser les nuits hachurées, adaptez vos temps de repos durant la journée.

L'équation gagnante :
un réveil nocturne = 1 heure de sieste !

3. Je rassemble le troupeau

Vous avez l'habitude de gérer toute la meute ? En rentrant de la maternité, il va falloir déléguer ! Commencez par responsabiliser votre homme, puis faites appel à la troupe élargie (parents, famille, copains). Votre objectif : avoir du soutien en cas de besoin.

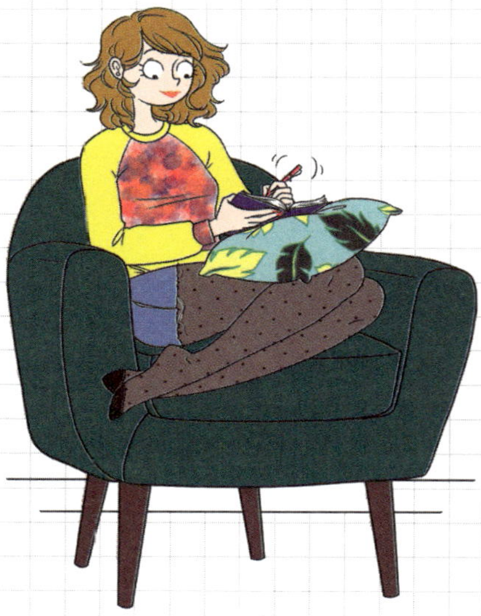

La solution

Pendant la grossesse, réalisez un inventaire des tâches du quotidien et répartissez clairement les rôles. Une fois de retour à la maison, demandez à votre + 1 d'organiser le passage de vos proches et, surtout, de chasser les indésirables (grand-tante & co), le temps que vous récupériez !

4. J'apprivoise mon petit chat

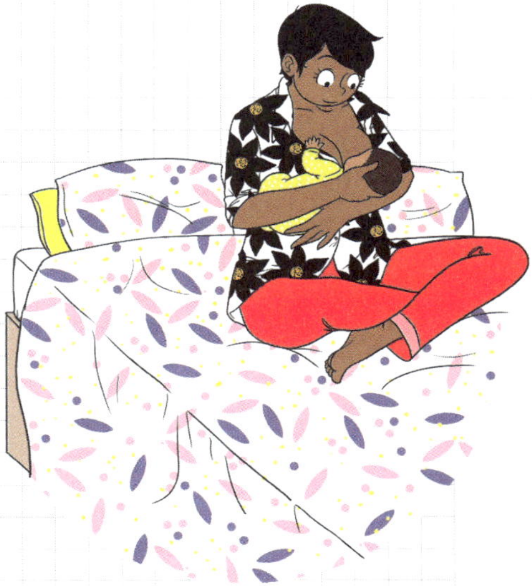

Être maman pour la première fois, c'est aussi se retrouver à la maison avec un petit animal qu'on ne connaît pas, et parfois douter de soi ! Courage !

La solution

Donnez-vous le temps de vous apprivoiser mutuellement ! Il faut parfois compter plusieurs mois pour que chacun trouve ses marques. Vous avez l'impression de ne pas y arriver ? Rassurez-vous…

1. C'est normal, personne n'est parfait !
2. Vous savez ce qu'il y a de mieux pour votre petit loup. Suivez votre instinct, vous faites ça bien !
3. Si vous avez vraiment besoin d'aide, vous n'êtes pas seule : votre maman, la puéricultrice de la PMI ou les pros de l'écoute (comme Allô Parents Bébé : 0800 00 34 56) sont là pour vous aider !

Votre calendrier postnatal	
Dans les 8 jours après la naissance (N)	• 1re consultation pour votre bébé (émission du 1er certificat de santé). • Consultations postnatales avec la sage-femme.
N + 1 mois	• Examen du 1er mois et vaccin BCG (contre la tuberculose) si votre bébé est dans une zone à risque. • Consultation chez l'ostéopathe (pour vous et votre petit) si elle est recommandée par votre praticien.
N + 2 mois	• Examen des 2 mois et vaccins DTP (vaccin contre la diphtérie, le tétanos et la poliomyélite), coqueluche, *Haemophilus influenzae* de type B (HIB), hépatite B et pneumocoque. • Consultation postnatale avec votre sage-femme ou votre gynéco.
N + 3 mois	• Examen des 3 mois. • Début de la rééducation périnéale.
N + 4 mois	• Examen des 4 mois et 2e injection du DTP et des autres vaccins cités plus haut. • Bilan postnatal chez le dentiste (recommandé).
N + 5 mois	• Examen des 5 mois et vaccin méningocoque C.
N + 6 mois	• Examen des 6 mois. • Bilan postnatal chez l'ophtalmologue et le dermatologue (recommandé).

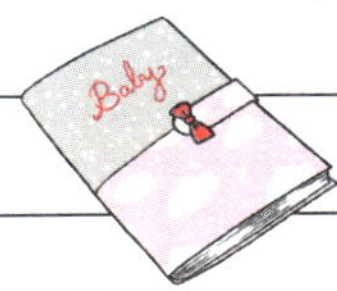

Mes petits calculs au naturel pour être en forme après la naissance !

Vous pensiez que le plus dur était fait... Pourtant, depuis votre retour à la maison, vous accumulez les petits maux en plus des kilos. Trouvez les bons résultats naturels à ces équations qui vous semblent aujourd'hui insolubles.

1. Fatigue de l'accouchement + bébé qui ne fait pas ses nuits = épuisement !

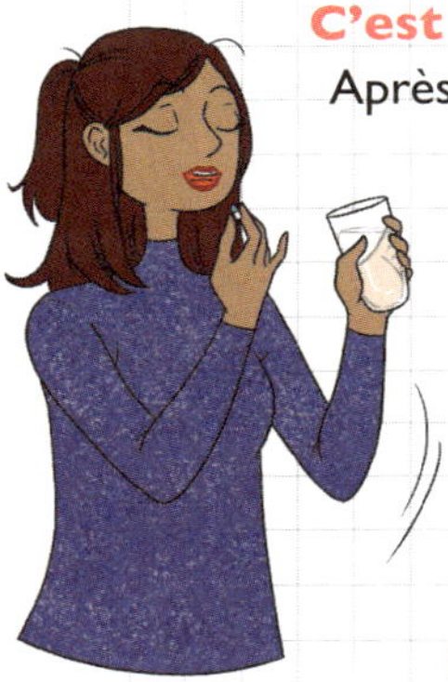

C'est quoi ce casse-tête ?

Après des mois d'insomnie, vous avez eu un accouchement marathon et vous êtes désormais réclamée par votre bébé toutes les 3 heures au moins. On serait sur les genoux pour moins que cela !

Mes petites solutions au naturel

En homéo : PHOSPHORICUM ACIDUM 15 CH, 1 dose globule par semaine pendant 1 mois en cas de fatigue nerveuse ou de troubles de la mémoire.

En phyto : un mélange d'ortie, de prêle, de spiruline, d'acérola et de cynorhodon, plantes reminéralisantes, nutritives et riches en vitamine C, sur les conseils de votre praticien.

L'alternative : 2 ampoules de plasma marin hypertonique sous la langue tous les matins pendant 1 mois en cas de fatigue physique et psychique.

Ce à quoi, j'ajoute...

- Des siestes par centaines.
- De la marche douce : 15 minutes les premiers jours, puis augmentez le rythme pour arriver à 1 heure après 10 jours.

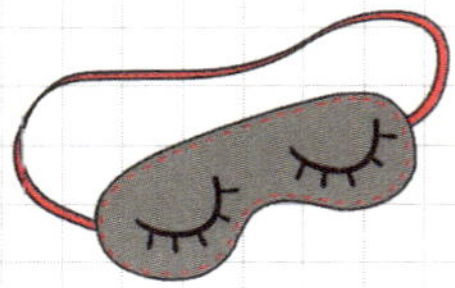

2. Tranchées + épisiotomie = je morfle !

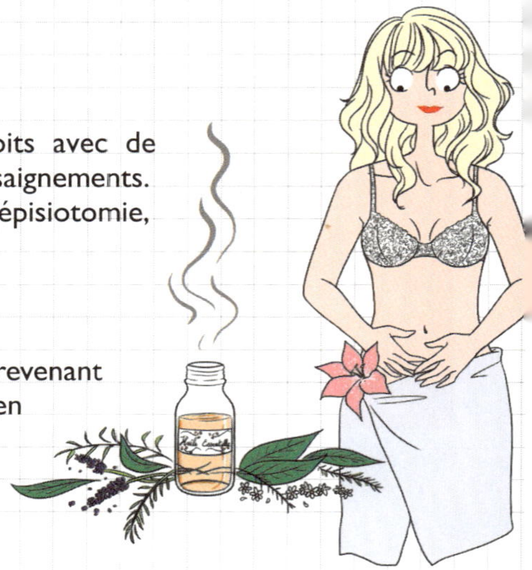

C'est quoi ce casse-tête ?

D'un côté, votre utérus reprend doucement ses droits avec de nouvelles contractions (les fameuses tranchées) et des saignements. De l'autre, l'accouchement laisse parfois des traces (épisiotomie, douleurs au bassin, voire hémorroïdes).

Mes petites solutions au naturel

En homéo...

- ARNICA (pour récupérer) : 1 dose globule en 15 CH en revenant dans la chambre après la naissance, puis 5 granules en 9 CH, 2 à 4 fois par jour pendant 1 à 2 semaines.

- Caulophyllum 9 ch, 5 granules 2 à 6 fois par jour pour régulariser et apaiser les tranchées (après la tétée si vous allaitez).
- Colocynthis 5 ch, 5 granules 2 à 6 fois par jour si vous avez des douleurs de type crampes au ventre.
- Staphysagria 9 ch, 5 granules 2 fois par jour pour aider à la cicatrisation en cas d'épisiotomie ou de césarienne.

L'alternative phyto pour soigner l'épisio : faites goutter de l'huile essentielle de lavande officinale sur la zone !

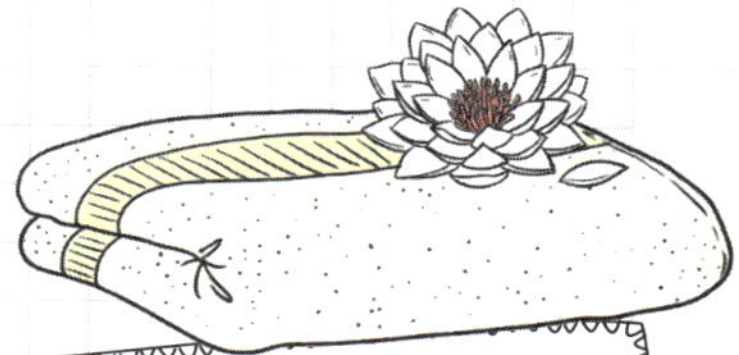

L'acupuncture ? Oui, après la naissance aussi !
N'hésitez pas à caler rapidement un rendez-vous avec votre acupuncteur. Il pourra vous aider, selon vos besoins, à apaiser les tranchées, favoriser la cicatrisation d'une épisio, aider la montée de lait, voire soigner vos petits troubles urinaires !

Ce à quoi, j'ajoute...

- Des toilettes intimes régulières avec un savon au pH neutre.
- Le port d'une ceinture de maintien ou d'une écharpe au niveau de la symphyse pubienne en cas de douleurs au bassin. Parlez-en avec votre sage-femme.
- Un rendez-vous chez l'ostéopathe si les douleurs persistent et si votre praticien le conseille.

3. Angoisses & hormones qui partent en vrille = méga baby-blues !

C'est quoi ce casse-tête ?

De 3 à 10 jours après la naissance environ, le taux de progestérone dans votre corps chute… Et vous qui étiez dopée à cette hormone hyper-euphorisante pendant 9 mois, vous vous retrouvez au fond du trou. Ajoutez à cela la fatigue et les angoisses, et c'est l'hécatombe émotionnelle !

Mes petites solutions au naturel

Un programme homéo...

- Progesteronum 4, 5, 7, 9, 12, 15, 30 ch, 1 dose le matin dans l'ordre croissant des dilutions dès le jour de l'accouchement et pendant 7 jours pour prévenir (ou limiter) le baby-blues.
- Ignatia 9 ou 15 ch, 1 ou 2 fois par jour pendant 1 mois si votre blues s'aggrave quand vous pensez à votre bébé et s'il est amélioré par la distraction.
- Pulsatilla (même posologie) si vous vous dévalorisez et si vous vous sentez mieux quand on vous console.

Un massage phyto du dos, matin et soir (demandez de l'aide à votre + 1).

- 5 gouttes d'huile essentielle de géranium rosat
- 5 gouttes d'essence de mandarine
- 1 c. à s. d'huile végétale de calophyllum.

Ce à quoi, j'ajoute...

- Des siestes, toujours des siestes !
- Des sorties régulières pour ne plus broyer du noir.
- Une consultation avec la sage-femme si ça ne va vraiment pas.

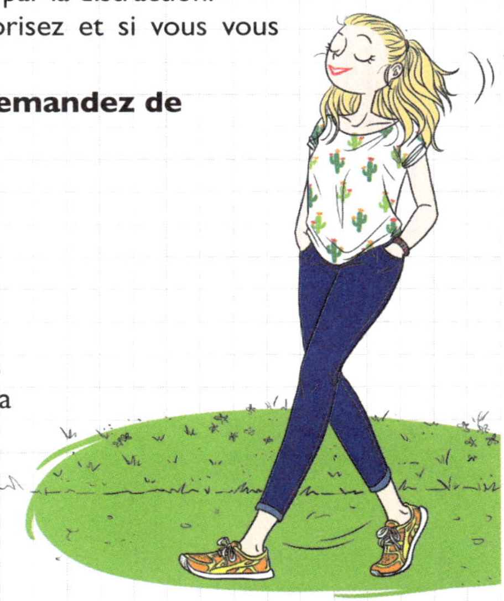

Carnet d'adresses

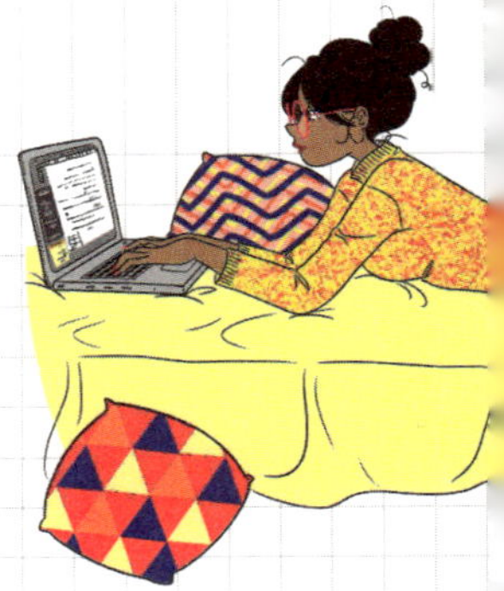

- Collège national des gynécologues-obstétriciens : www.cngof.fr
- Collège national des sages-femmes : www.cnsf.asso.fr
- Association nationale des sages-femmes Libérales : www.ansl.org
- Association française d'acupuncture : www.acupuncture-france.com
- Fédération française des sociétés homéopathiques : www.ffsh.fr
- Centre international de recherche et de développement de l'haptonomie : www.haptonomie.org
- Association française de chiropraxie : www.chiropraxie.com
- Association française des consultants en lactation : www.consultants-lactation.org
- Fédération française des masseurs kinésithérapeutes rééducateurs : www.ffmkr.org
- Registre des ostéopathes de France : www.osteopathie.org
- Association française de chant prénatal : www.chantprenatal.fr
- Société française de sophrologie : www.sophrologie-francaise.com
- Fédération française de yoga : www.yoga-paris.com
- Fédération professionnelle de la méthode Pilates : www.fpmp.fr
- Association EMDR France : www.emdr-france.org
- Haute Autorité de santé : www.has-sante.fr
- Réseau Santé Environnement : www.reseau-environnement-sante.fr/

La Maison des Maternelles en quelques clics...
- en replay : https://www.france.tv/france-5/la-maison-des-maternelles/
- sur Youtube : https://www.youtube.com/channel/UCIPYAUOsPwGooCilzojYvlA
- sur Facebook : https://www.facebook.com/LaMaisonDesMaternelles/
- sur Twitter : @LMDMF5

Références

- Les échographies fœtales à visée non médicale, Haute Autorité de santé, 2012 https://www.has-sante.fr/portail/jcms/c_1339180/fr/echographies-foetales-a-visee-non-medicale.
- Circulaire du 10 avril 2014 « Sages-femmes : caractère médical de la profession ».
- Pour d'autres recettes phyto contre le prurigo, référez-vous à *Se soigner avec les huiles essentielles pendant la grossesse*, de Danièle Festy (Leduc.S).
- Étude sur les lits de bébé, ASEF, 2009 : https://www.asef-asso.fr/attachments/article/199/Etude%20lit%20bebe%20bd.pdf.
- Shen, XiaoFeng MD ; Li, Yunping MD ; Xu, ShiQin MD ; Wang, Nan MD ; Fan, Sheng MD ; Qin, Xiang RN ; Zhou, Chunxiu RN ; Hess, Philip E. MD, "Epidural Analgesia During the Second Stage of Labor: A Randomized Controlled Trial", *Obstetrics & Gynecology*, November 2017, Volume 130, Issue 5, p. 1097-1103.

- Recommandations de bonne pratique dans la prise en charge de l'accouchement normal dont l'accouchement physiologique, HAS, 2018.
- Ruth Feldman, Zehava Rosenthal, Arthur I. Eidelman, "Maternal-Preterm Skin-to-Skin Contact Enhances Child Physiologic Organization and Cognitive Control Across the First 10 Years of Life", *Biological Psychiatry,* Volume 75, Issue 1, 1 January 2014, p. 56-64.

Bibliographie

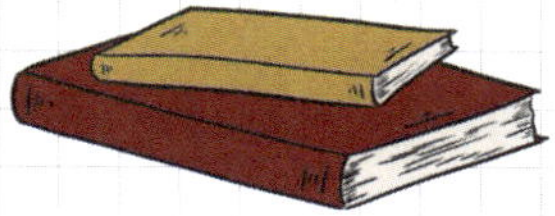

- Marie-Hélène Westphalen et Nadia Berkan, *Enceinte, et si on se disait tout ?* Eyrolles, 2017.
- Julien Kabeick, *Slow Cosmétique pour toute la famille,* Leduc.S, 2017.
- Laurent Chevallier et Claude Aubert, *Guide antitoxique de la grossesse,* Poche Marabout, 2017.
- Véronique Deiller, *100 conseils essentiels : la grossesse,* Solar, 2017.
- *Le Petit Guide santé du bio-bébé,* Association Santé Environnement France, 2016 (disponible en ligne).
- Danièle Festy, *Se soigner avec les huiles essentielles pendant la grossesse,* Leduc.S, 2016.
- Laurence Pernoud, *J'attends un enfant,* Horay, 2016.
- Marie-Claude Delahaye, *le Livre de bord de la future maman,* Poche Marabout, 2016.
- Pr Jacques Lansac (sous la direction du), *le Grand Livre de ma grossesse,* Eyrolles, 2016.
- René Frydman et Christine Schilte, *Attendre bébé,* Hachette Pratique, 2015.
- Christelle Besnard-Charvet et Claudette Rocher, *Homéopathie en gynécologie,* Elsevier-Masson, 2015.
- Véronique Deiller, *Mon cahier Ma grossesse et moi,* Solar, 2015.
- Véronique de La Cochetière et Sophie Dumoutet, *Ma grossesse en toute sérénité,* Prat, 2013.
- Lise Bartoli, *le Cahier zen de la future maman,* Payot, 2013.
- Rosalind Widdowson, *Yoga pour femmes enceintes,* Marabout, 2012.
- Willy Belhassen et Catherine Peraud-Rouet (dirigé par), *le Guide de ma grossesse au naturel,* Nathan, 2012.
- Christelle Mosca-Ferrazza, *9 Mois sans médicaments,* Hachette Pratique, 2010.
- Marie Bousquet et Christie Vanbremeersch, *Mes petits cadeaux cosmétiques bio,* Leduc.S, 2008.
- Dr Bérengère Arnal-Schnebelen, Paul Goetz, Michel Paris et Emmanuel Grassart, *Phytothérapie, la santé par les plantes,* Sélection du Reader's Digest-Vidal, 2008.

Remerciements

Merci aux Dr Gilles Dauptain et Bérengère Arnal pour leur disponibilité, leur expertise et leur gentillesse.

Direction : Jean-Louis Hocq
Direction éditoriale : Suyapa Hammje
Édition : Marion Guillemet et Lama Younès-Corm
Conception et mise en couleur de la couverture : Stéphanie Brepson
Mise en pages : Nord Compo
Fabrication : Céline Premel-Cabic

ISBN : 978-2-263-15493-5
Code éditeur : S15493
Dépôt légal : mai 2018
Imprimé en France par Imprimerie de Champagne-Langres (52)

HarmonieSolar

harmonie_solar

Solar | un département **place des éditeurs**

place
des
éditeurs